森下直貴／佐野　誠 編著

新版

「生きるに値しない命」とは誰のことか

ナチス安楽死思想の原典からの考察

中公選書

プロローグ　相模原事件、安楽死論争、トリアージ

「生きるに値しない命」という言葉

聞こえてくるたびに心がざわつき、穏やかでいられなくなる言葉がある。「生きるに値しない命」もその一つだ。最近になって頻繁に耳にするようになった。発信源は三つ、障碍者《しょうがいしゃ》施設の殺傷事件、安楽死をめぐる論争、それに医療崩壊の最中のトリアージ（重症度に応じた治療の優先順位の取りきめ）である。

まず、二〇一六年、相模原市にある知的障碍者の福祉施設（津久井やまゆり園）の入所者一九人が殺害され、職員を含めて二六人が負傷するという事件が起こった。実行犯の青年は、コミュニケーションのできない障碍者（「心失者」）は「生きている価値」がない。だから国民に代わって自分が実行した。ただし、家族の心情を思うと、むしろ「安楽死」させるべきだったと語った。

相模原の大量殺傷事件は社会に衝撃を与えた。障碍者のなかには恐怖から体の震えが止まらな

い人も現れたという。この報道をきっかけに暗い過去から呼び戻されたのが、ナチス・ドイツの安楽死政策を象徴する言葉、「生きるに値しない命」である。

次に、相模原事件の同年、脚本家・橋田壽賀子（以下、敬称略）の「私は安楽死で逝きたい」が『文藝春秋』十二月号に掲載され、翌二〇一七年に『安楽死で死なせて下さい』（文春新書）として出版された。そのなかで橋田は、認知症になって「自分をコントロールできなくなること」に恐怖を覚え、自分はもはや「終わった人間」であり、「生きる目標」がなく「生きる意味」もないから、死に方を選択する自由を認めてほしいと訴えた。

九十二歳の橋田の訴えはかなりの反響を呼んだ。相模原事件の直後でもあり、医療関係者や障碍者団体からは轟々《ごうごう》たる非難を浴びた。そのとき飛び出したのが「生きるに値しない命」である。橋田が安楽死に関する発言を止めたため、論争はそれ以上続かなかったが、高齢者層からは共感をもって受け止められた。

相模原の事件の余震がなおも続いていた二〇一八年、橋田から刺激を受けた五十一歳の難病患者がスイスで安楽死（医師による自殺幇助）を遂げた。翌年その様子がテレビで放映されたことから、論争が再燃した。また、同年の秋、ALS（筋萎縮性側索硬化症）の女性からSNSで依頼を受けた医師二名が、主治医でないにもかかわらず「安楽死」まがいの行為を国内で実行し、これが二〇二〇年の夏に発覚した。

三つ目。二〇二〇年の春先から、新型コロナウイルスの感染が世界中で爆発的に広がった。医療崩壊の危機に瀕した一部の国や地域では、緊急時のトリアージとして「命の選別」に直面した。

トリアージとは元来、戦場で負傷した兵士を治療する際、戦闘員をできるだけ早く補充するため、重症度に応じて治療の順番を決める方式である。その場合は軽症者から優先される。やがてその方式は最も有効な救命効果を出すため救急医療の現場に導入された。この場合、治療しないという選択肢は例外的である。ところが今回、生きるに「値する命」と「値しない命」が選り分けられ、リスクを抱える高齢者には最初から人工呼吸器をつけないか、取り外すという方針が検討されたり、実行されたりしたのだ。

コンピュータウイルス、フェイクニュース、大規模災害、放射能汚染、そして本物のウイルス等、二十一世紀のリスクはいたる所に蔓延し、いつでも出番を待っている。そのなかで平時と非常時の境目が消え、非常時が日常化する。このとき求められるのは、平時と非常時をいつでも切り替えられるデュアルモードの体制である。それは「生きるに値しない命」が特別に隠されることなく、いつでも日常的に身近にあることを意味する。

安楽死問題と能力差別

「生きるに値しない命」。この言葉には二十世紀の暗い記憶がこびりついている。その由来をたずねると一九二〇年に出版された小さな本、『生きるに値しない命を終わらせる行為の解禁』にたどりつく。著者は当代のドイツを代表する刑法学者と精神医学者である。Binding, K. und

Hoche, A., *Die Freigabe der Vernichtung lebensunwerten Lebens. Ihr Maß und ihre Form*, Felix Meiner, Leipzig, 1920, 62S.（Sはページ数を示す）。以下では『解禁』と略しておく。

『解禁』は長らく優生思想に基づくナチスの安楽死政策と結びつけられてきた。そして絶対善悪の尺度から禁断の書とされ、読まれずして否定されてきた。しかし、『解禁』とナチスの政策とのあいだに直接のつながりはない（ただし、アドルフ・ヒトラーのナチスが登場したのも同年の一九二〇年であるから、価値観の深いところでは通じ合う部分があるだろう）。歴史の色眼鏡を外して読んでみるとき、そこには既成のイメージとは異なる光景が広がる。

『解禁』には安楽死に関わる事柄のすべてが揃っている。自殺、医療、臨終時、慈悲殺、法律、経済、戦争、優生思想、ヒューマニズム、認知症高齢者、重度知的障碍者、精神障碍者、非常時のトリアージ……。しかも、安楽死とトリアージと能力差別（優生思想）が体系的に関連づけられ、自発的安楽死を肯定する同じ論理で強制的安楽死が正当化されている。

であるなら、『解禁』は、たんにナチスの安楽死政策に限定された文献なのではない。むしろそれ以上に、安楽死問題そのもの、いやもっと深く、その根源にある能力差別（優生思想）の理論なのだ。これと向き合い、その論理を正面から乗り越えなければ、社会集団に必然的にともなう能力差別の現実を変えることはできないだろう。

右のように考えた私たちが、『生きるに値しない命を終わらせる行為の解禁』の全訳を手がけ、これを収録した本を出版したのは二〇〇一年のことである。それが本書の前身『「生きるに値しない命」とは誰のことか』（窓社）である。これを以下、旧版と呼ぶ。

　幸い、旧版はその学術的な価値を認められ、関連する分野ではしばしば話題にされた。しかし、この一九年間を振り返ると、達成感よりも失望感のほうがはるかに大きい。「生きる意味の喪失」と「能力差別」という、安楽死をめぐる二つの視線の絡み合いは、今なお解消されていない。賛成派と反対派の対立構図もあいかわらず続いている。ナチス＝安楽死＝絶対悪という正義を前にして議論は停止したままである。

　ところが、私たちの失望をよそに、現実は絶え間なく動いている。超高齢社会がじわじわと広がり、課題の解決を求めて迫っているのだ。超高齢社会の一面は元気な高齢者で溢れているが、他面では心中を含めて自殺者が高率で存在する。日本人の自殺者の約四割が七十歳以上の高齢者である。人は生きる意味を失うと、生きる価値を感じなくなり、絶望し、死を願う。とはいえ、自殺のハードルは高い。ならばどうするか。選択肢の一つが安楽死である。

　九十歳近い一人の老人はこう訴える。

「失禁や嚥下《えんげ》障碍が生じ、オムツを着けて寝たきりの状態になったら、生きていたくない。周囲の人や自分のことまで分からなくなったら、生きていても仕方ない。だから死なせてほしい。できればそうなる前に安楽死したい」（松田道雄『安楽に死にたい』）。

　これはしかし老人だけの話ではないし、また日本にだけ通用する話でもない。今日、競争や分断のなかで中高年や若者を含め、世界中の人々が生きづらさを抱え、生きる意味を見失っている。

その残念な結果が自殺であり、国内外で繰り返される大量殺人である。大量殺人は自殺の道連れであることが多い。

老人の訴えは、根っこのところで相模原事件を起こした青年の信念とつながる。訴えの前提には「老人（自分）は役に立たない」という考えがある。これを一般化すると「役に立たない誰かがいる」という能力差別の考えになるからだ。

パンデミックの際のトリアージでも同じことである。トリアージの標準的な基準は「生存年数」だが、そこには暗黙のうちに「高齢者」カテゴリーで括られた能力差別（エイジズム）がある。それが今回、先の短い無為徒食の老人は、将来のある有為の若者に人工呼吸器を譲るべきだとあからさまに語られた。アフターコロナ時代では近い将来、そのような選別方針が超高齢社会の制度設計の理念になる可能性が高い。

能力差別の考えを土台にして安楽死問題を体系的に論じたのが『解禁』である。とすれば、今いちど『解禁』の論理と正面から向き合い、それを根本から組み換えなければ、安楽死を求める老人の訴えに応えることはおろか、相模原事件を起こした青年の疑問に答えることも、さらに、アフターコロナ時代の超高齢社会にふさわしい制度をつくることもできないだろう。

本書の焦点と構成

本書の焦点は、パンデミックと共生する超高齢社会における老人の生き方と死に方にある。老人の生き方とその延長線上にある死に方がすべての人にとって範例になると考えるからだ。『解禁』は私たち自身がもつ能力差別の常識を論理的に拡大し、グロテスクなまでに映し出す鏡である。その論理を乗り越えなければ、私たちの未来は殺伐としたものになるだろう。今度こそ私たちの願いが実現することを祈りつつ、読者の皆さんに本書を送り出したい。

本書は、第1部「テクスト」と第2部「批判的考察」の二部から構成される。この構成は旧版と同じであるが、中身は一新されている。

第1部は『解禁』テクストとその解説である。テクストは、刑法学者カール・ビンディングの「法律家の見解」、精神医学者アルフレート・ホッへの「医師による論評」の二部から構成される。今回、読者の便宜をはかるため、テクスト本文の前に「テクスト読解のためのガイド」を置き、テクストの歴史的位置と思想上の意義を解説した。それに続く『解禁』テクストの日本語訳は、基本的に旧版を踏襲するが、読みやすさと正確さを心掛けて手を加えた。

第2部は『解禁』に対する著者たちの批判的考察である。まず、佐野による思想史的考察であるが、その枠組みは旧版と変わらないものの、『解禁』に先行するアドルフ・ヨストの考えとの比較を含め、新たな研究成果を踏まえて加筆されている。次に、森下による倫理学的考察は「テクスト解釈の試み」の節を除き、超高齢社会に応える老成学の見地から新たに書き下ろされた。その際、典型例として橋田壽賀子前掲書の考えをとりあげ、『解禁』と比較するなかで、能力差別の常識を変える新しい「死に方」を提唱している。

最後に、「エピローグ」を新たに設け、森下のクラクフ／アウシュビッツ訪問記を収めた。

新版　「生きるに値しない命」とは誰のことか

目次

プロローグ　相模原事件、安楽死論争、トリアージ　iii

第1部　テクスト

テクスト読解のためのガイド　5

『生きるに値しない命を終わらせる行為の解禁
――その基準と形式をめぐって』（全訳）

I　法律家の見解……………………カール・ビンディング　17

第一章　今日における自殺の法的性格
――いわゆる自殺共犯をめぐって　21

第二章　正当な範囲内で実行される純粋な安楽死には
特別の解禁は不要であること　33

第三章　解禁を拡張する方向への端緒　38
第四章　殺害の犯罪性に対する特別減刑理由を
　　　　第三者殺害の解禁理由にまで引き上げられるか？　44
第五章　解禁に関する決定　60
第六章　解禁に伴う誤謬可能性の考慮　67
II　医師による論評……………………アルフレート・ホッへ　71
原注　97
訳注　109

第2部　批判的考察

Ⅰ　それはいかにして生まれ、利用されたか……………佐野　誠　113
——法思想史的・歴史的観点から
一　テクストおよび著者について　115
二　テクストの内容について　120
三　アドルフ・ヨスト『死への権利』（一八九五）との連続性　125
四　テオドア・モレルの安楽死に関する報告書　132

Ⅱ　「生きるに値する命」とは誰のことか……………森下直貴　153
——老成学の見地から
一　安楽死をめぐる論じ方　156

二　テクスト解釈の試み　159
1　法律家の見解　159
2　医師による論評　180
三　『解禁』の思想構造　189
四　「生きるに値する命」とは何か　191
1　橋田壽賀子の訴え　192
2　坂道を滑り落ちないための歯止め　195
3　老いの現実　196
4　内なる優生思想　198
5　能力の差別と区別　201
6　社会集団の本性　205
7　コミュニケーションとしての活動　207
8　世代をつなぐ役割　211

エピローグ　クラクフ／アウシュビッツ訪問記　　森下直貴　219
あとがき　225

新版 「生きるに値しない命」とは誰のことか

――ナチス安楽死思想の原典からの考察

第1部　テクスト

テクスト読解のためのガイド

安楽死の意味

「安楽死」という日本語は英語の euthanasia の訳である。ドイツ語の Euthanasie やフランス語の euthanasie を含め、元は古代ギリシャ語の「良き死（eu + thanatos）」に由来する。良き死は良き生につながる。良き死と良き生を思索するのは古来、哲学者の仕事だった。

十九世紀の後半、近代医学が進展するなかで「安楽死」の意味が変質した。苦痛に苛まれている患者を前にした医師が、何らかの手段を用いつつ、「臨終時の患者の死期を早めること」とされたのである。これを「純粋安楽死」という。つまり医師の裁量による慈悲殺（mercy killing）のことだ。もちろん姥捨伝説にまで話を広げるなら、「慈悲殺」そのものは昔からどの社会集団にもあった。しかし、ここで重要なのは、それまで隠匿されていた「慈悲殺」が、医療のなかに裁量として位置づけられ、表に現れでてきたということである。

「安楽死」を語る際、注意しておきたい点が二つある。まず、「安楽死」はたんなる「安楽な死」ではない。「安楽な死」と聞くと、人は「安らかにお眠りください」とか、「苦しまないで楽に逝きたい」という死に方をイメージする。だが、近代的に限定された「安楽死」の核心は、あくまで医師が介入して死期を早めることにある。

もう一つ、「安楽死」にはじつは世界標準の定義がない。広義の安楽死には、積極的に死期を早める狭義の安楽死だけでなく、延命治療の取りやめ、意識喪失につながる深い鎮静、医師による自殺幇助が含まれる。定義が定まらない点は「尊厳なき状態」を終わらせる「尊厳死」でも同様である。日本では安楽死と尊厳死は区別して論じられることが多いが、世界に目を向けると、広義の安楽死と区別しない国や地域がほとんどである（安藤泰至『安楽死・尊厳死を語る前に知っておきたいこと』、松田純『安楽死・尊厳死の現在』）。

安楽死の社会史素描

臨終の際の医師の裁量が病室を飛び出し、瀕死の患者の「死ぬ権利」を合法化する社会運動となったのは、十九世紀後半の欧州である。この動向をいち早く日本の論壇で取りあげたのは、英国の場合は馬場辰猪《たつい》（一八八二年）、ドイツの場合はやや遅れて森鷗外（一八九八年）であった。時代の政治課題は、下層民、移民、犯罪者、精神病患者等をいかに包摂し、排除するかにあった。これに正面から取り組んだのが「優生学（eu＋genics）」である。

優生学とは「生物の遺伝構造を改良することで人類の進歩を促そうとする科学的な社会改良運動である」と定義したのは、一八八三年のフランシス・ゴルトン（人類学者・統計学者、ダーウィンの従弟《いとこ》）である。二十世紀初めに遺伝子が発見（または再発見）されたため、優生学も遺伝子操作によって人類の改良を企てる運動に刷新された。*

＊今日の生物学（分子生物学）はあえて優生学とは名乗らないが、遺伝子レベルの操作を行うかぎり、そこにも事実上の人類改良が含まれている。医学的介入によるエンハンスメント（身体機能の増強と欲動の調整）や、コンピュータと接続されたサイボーグ化はその延長線上にある（森下直貴編『生命と科学技術の倫理学』）。

一九二〇年代から三〇年代になると、優生学は優生思想として世界中に広まった。当時の国家の多くが「断種」や「隔離」を実行した。その延長線上で安楽死を強制的に遂行したのはナチス・ドイツである。ナチスの安楽死政策の対象者は患者から障碍者に移り、障碍者からさらに政治犯や「ユダヤ人」に拡大された（詳しくは第2部で述べる）。

戦後には「ナチス＝強制収容所＝ユダヤ人絶滅＝優生思想」という連想の下、優生思想を背景とする安楽死はタブーとされた。「ナチス＝ユダヤ人大量殺害＝絶対悪」という言説は、戦後の国際政治における絶対不可侵の正義であり、日本人の常識の一部にもなっている。そして今なお欧米では「安楽死」という言葉そのものが忌避されている。

安楽死をめぐる状況が変わり始めたのは一九七〇年代初めである。安楽死の要請はもともと臨終の病室から起こった。一九六〇年代になると、延命治療の技術が飛躍的に進展し、終末期医療に大きな変化が生じた。その流れを受けてオランダなどの医療先進国では、延命治療の停止を含む広義の安楽死を求める運動が再燃した。ちなみに、英国ではこの運動に対抗するかのようにホスピス運動が起こる。

安楽死を求める海外の動向はやがて日本にも波及し、七〇年代後半には安楽死法制化の動きが起こった。しかし、障碍者団体を中心とする根強い反対運動を受けたため、安楽死法案は断念された。一九八〇年代半ばからは安楽死運動に代わって（延命処置の差し控え・取りやめという日本流の）「尊厳死」運動が広まった。潜伏を余儀なくされた安楽死は一九九〇年代、東海大学安楽死事件（一九九一年）を皮切りに、終末期医療の現場で事件となって表面化した。

一九九七年には小さいが別の動きがあった。「安楽死法制化を阻止する会」の発起人であった医師の松田道雄が『安楽に死にたい』を出版し、あえて老人と障碍者を分けて論じてはどうかと提案したのである。九十歳を超えて生き疲れを感じる老人には、優生思想は当てはまらないと考えたからだ。しかし、松田道雄の提案は安楽死問題の論議を変えるまでには至らなかった。

二〇〇〇年代に入ると、国民的な規模で議論を続けてきたオランダでは違法性の阻却という条件付きで安楽死法が成立した。潜伏して広がっていた非自発的安楽死を法的にコントロールするためである。続いてベルギー、ルクセンブルク、カナダ、オーストラリアの一州でも広義の安楽死が合法化された。また、コロンビアでは積極的安楽死が、スイスや米国の十余りの州では医師による自殺幇助だけが認められた（安藤前掲書、松田前掲書）。

日本では二〇〇七年、安楽死事件を防止するため、「尊厳死」を容認する終末期医療のガイドライン（厚生労働省）が作成された。これは二〇一八年、地域包括ケアや、患者の意思決定を尊重・支援するケアプログラム（ACP：アドバンス・ケア・プランニング）に対応するため改訂され、名称も「人生の最終段階における医療・ケアの決定プロセスに関するガイドライン」となった。なお、二〇一四年には尊厳死法案が公表されたが、根強い反対の声を受け、現在なお国会に提出されていない。

『解禁』の思想上の意義

ここに全文を訳出したテクストは、当代のドイツを代表する刑法学者ビンディング（一八四一～一九二〇）と精神医学者ホッヘ（一八六五～一九四三）の手になる共著、『生きるに値しない命を終わらせる行為の解禁』（一九二〇年）である。

一九二〇年という出版年に注目してほしい。その前後の時期、ドイツはまさに国難ともいうべき状況にあった。一九一四年に始まった第一次世界大戦は、一九一八年にドイツ帝国が崩壊したことから終結し、翌一九一九年一月にはワイマール共和国が成立した。これら一連の激変の背後で広がっていたのが「スペイン風邪」である。一九一八年から一九二〇年までに世界中で五億人がウィルスに感染した。死者数も幅はあるが五千万人と推計され、高齢者だけでなく多くの若者の命も失われた。その渦中に締結されたベルサイユ条約によって、ドイツは巨額の賠償金を背負うことになる。国民が疲弊し、困窮するなかで左右の政治集団が勢力を伸ばした。ヒトラー率いるナチスが歴史の舞台に登場したのも一九二〇年である。

『解禁』には十九世紀までの安楽死思想がすべて流れ込んでいる。『解禁』はそれらの流れを受けて安楽死を合法化するための体系的な理論を提示する。他方、『解禁』からはそれ以降の安楽死思想や政策が流れ出している。執筆当時の著者たちはナチスの所業をもちろん知らない。しかし、ナチスの安楽死政策の「典拠」の一つとされたことから、『解禁』は戦後長らく「悪魔の書」として封印されてきた。

なお、ナチスの所業については、実際の遂行者が死去し、その弟子たちが重い口を開き始めたことから、近年かなりの部分が明らかになってきた。ナチスは「ユダヤ人」を大量殺害する前に知的障碍者や精神障碍者を安楽死の名のもとに密かに殺害していた。これを「T4作戦」という。公に遂行した場合の政治的デメリットを考慮し、秘密裡に遂行したと考えられている。

この作戦にはじつはドイツの著名な科学者や多くの精神科医が関与した。犠牲者の数は二〇万人を超えると見積もられる。科学者や精神科医の思想基盤は広義の優生思想であり、隔離・断種の延長線上に安楽死が位置づけられた。認知症の老人、先天性の知的障碍者、精神障碍者が「社会のお荷物」として社会実験に供された。なお、強制労働収容所では「役に立たない」老人や女性、子供が真っ先に殺害された。

『解禁』は、法学と医学の境界を流れる二つの伏流、「自殺」と「純粋安楽死」（臨終時の医師の裁量）を独自の観点から総合した「画期的」な理論である。

キリスト教世界では「自殺」は禁忌とされてきた。他方、臨終時の「純粋安楽死」は医師の裁量として認められてきた。ここで著者たちは「不治の病＝本人にとっても周囲の人々や社会にとっても重荷」という観点を導入する。そしてこの観点から、自発的に意志する患者には安楽死を「死ぬ権利」として許容する一方で、意思表示のできない知的障碍者や精神障碍者には安楽死を積極的に奨励したのである。

そのどこが「画期的」だったのか。「自殺」は「不治の病」として病気扱いされ、この限定によって医療の世界で「安楽死」する「権利」となった。他方、臨終時に限定されていた医師の裁量が「不治の病」に拡大されたことから、意思を表明できない認知症老人や知的障碍者、精神障碍者の安楽死が医療の世界で責務とされた。つまり、安楽死という名の「医師の手になる死」が医療の世界で初めて法的に正当化されたのである。

ここで鍵を握るのが「不治の病＝本人にとっても周囲の人々や社会にとっても重荷」という観点である。この背後には能力差別を前提とする優生思想がある。「不治の病」が誰にとっても「重荷」であるなら、社会集団が窮乏状態にあるとき、その荷物は早急に処分されなければならない。これは社会集団の積極的な責務である。

『解禁』は従来、ナチスの安楽死政策の文脈でのみ見られてきた。現在から振り返るなら、それは偏狭な見方といえる。『解禁』には「死ぬ権利」容認派の三つの論拠（自己決定、患者の利益、公正）がすべて揃い、しかも「不治の病＝主客負担」論によって統合されている。つまり、能力差別論に基づく安楽死問題の総合理論なのである。*

＊用語の選びひとつとっても慎重な吟味が必要である。たとえば表題は従来「生きるに値しない生命の抹殺の許容」で通ってきた。とくに「抹殺」という表現にはナチズムの思想がたっぷりと染み込んでいる。しかしテクストに即すかぎり、表題を含めすべての言葉からナチズムの臭いをぬぐい去り、あらためて歴史の文脈のなかで慎重に選び直さなくてはならない。そこで「抹殺」については「終わらせる行為」を選んでみた。ただし、「生きるに値しない生命」については、あまりにも人口に膾炙しているため、「生命」をいっそう広がりのある「命」に替えただけで、そのままとせざるを得なかった。

『解禁』は、医療のなかの自己決定と国家による包摂・排除とを統合した稀有の理論である。この理論の土台は能力差別であり、後述するように能力差別は社会集団の本性である。能力差別の現実を動かすことはたしかに困難である。しかし、『解禁』の論理と正面から対峙することが、少なくともその一歩になるはずだ。そこに『解禁』を精読する理由がある。

生きるに値しない命を終わらせる行為の解禁

――その基準と形式をめぐって

法学・哲学博士　カール・ビンディング教授
医学博士　アルフレート・ホッヘ教授

フェリックス・マイナー出版
ライプツィヒ　1920年

ビンディングの霊に捧ぐ

本書の印刷中にビンディング枢密顧問官は天に召されました。彼の見解に対してこれから反響が起こることでしょうが、この反響に応えるはずの声の主はすでにいないのです。

こうはっきりと言えます。私たちが本書で取り組んだ問題は、故人にとっては最も強烈な責任感と深い人間愛に支えられた思索の対象であった、と。

冷静沈着な理解力を持つ情熱家と過ごした共同研究の日々、それを想い出すたびに私の心は悲しみに暮れることでしょう。

フライブルク・イム・ブライスガウ　一九二〇年四月十日

ホッヘ

《凡例》

1　同一の言葉に対して訳を固定せず、複数訳を文脈に応じて使い分けた。例えば“Leben”に対する「命」「人命」「生命」「生」「生活」「人生」である。

2　重要な言葉には原語を付した。例えば、命（Leben）。

3　原文のゲシュペルト（隔字体。強調などを示す）はゴチック体にした。ただし、人名や地名に関しては明朝体にした。

4　ダッシュは一部の例外を除いて省いた。その代わり文章表現で生かすことにした。

5　文中の〔　〕は理解の便を考慮して訳者が補ったものである。

6　人名や地名は通常の読みに従った。

7　「　」は原文の“　”である。

8　「自殺」と訳したドイツ語は“Selbsttötung”と“Selbstmord”である。前者は「自己殺害」、後者は「自己謀殺」と訳すことができる。ただし、文中では途中から両者が厳密に区別されていないため、出だしの箇所を除いてあえて訳し分けることはしなかった。

9　“Wille”を意味する「意志」と「意思」は文脈に応じて使い分けた。通常の文脈では「意志」であるが、法律の文脈では「意思」となる。

10　現代の観点からすると、「不適切な」医学用語が出てくるが、本書（一九二〇年に出版）の歴史的・社会史的背景を考慮し、当時の言葉遣いで訳した箇所が幾つかある。その場合には必ず原語と現代の訳語を付した。例えば、白痴〔最重度の知的障碍〕（Vollidiotie）。

I
法律家の見解

法学・哲学博士
カール・ビンディング教授

私は生涯の終わりに臨んでもなお、ある一つの問題に対してあえて自説を表明しておきたい。その問題は長年にわたって私の頭を悩ませてきた。しかし、多くの人たちは臆病にもそれを避けて通っている。なぜかと言えば、それが厄介極まりなく、解決などとても困難で望めないと思っているからである。したがって、「道徳や共同性（sozial）に関する我々の観念に含まれている頑固な部分[1]」がここで問われているのだという指摘も、あながち間違いではなかったことになる。

さて、その問題とはこうである。**命を終わらせる行為**（Lebensvernichtung）**が許されるのは、現行法がそうであるように緊急事態を除けば、相変わらず本人の自殺〔自己殺害〕**（Selbsttötung）**に限定されるべきか。それとも、他者**（Nebenmenschen）**による殺害**（Tötung）**へと法的に拡大されるべきか、また、その場合にはどの程度の範囲までか。**

この問題を論じようものなら、個々の事例に振り回された挙げ句、誰であっても自信のある見解など持てなくなるものである。そうなると勢い、情熱やその反対の過剰な疑念に決断が委ねられてしまうことにもなるが、やはりそれではいけない。むしろ、当該問題に対する賛否の論拠を慎重に法的に考量するなかで解決を見出すという姿勢こそが、これまで以上に必要とされよう。そうした確かな基礎のうえでのみ、論議を前進させることができるはずである。

したがって、私が最も重点を置くのは法律上の厳密な取り扱いである。それゆえまさしく、我々にとって確かな出発点となるのは現行法でしかない〔その場合には、次のような問いが立てられる〕。人を殺害することは、現行法上、緊急事態を除けば、今日どの程度まで**解禁されるのか**。そしてまた、「解禁(Freigabe)」という表現でいったい何が理解されるべきなのか。もちろんこの言葉は〔禁止を前提にして一部の行為だけを一定の条件でそこから外すという意味であるから〕**殺害権**(Tötungsrechten)を承認することとはおよそ正反対である。

ここでは殺害権はまったく論外である。

この点はあまりにしばしば間違って理解されたり、実に不正確に把握されたりしているから、出発点を学問として明確なものにすることは、なおのこと必要なのである。

第一章　今日における自殺の法的性格
――いわゆる自殺共犯をめぐって

I

抗し難い力によって人（Mensch）は人間たるべく生存させられている。そのような運命を受けとめて生きることこそが、人の使命にほかならない。この使命をどのように果たすのかは、行動の自由の狭い範囲内で個々人が自ら決めることである。**その限りで人は自らの生に関して生まれながらの主権者なのである。**

法はしかし、人が生きるなかで、各人に課せられた重荷に応じた忍耐力を個々に割り振るような力を持たない。ただし、自らの生に対する主権者であるという思想を先鋭に表現して、自分の生を終わりにする（mit seinem Leben ein Ende zu machen）自由を各人に承認することはできる。(2) ところが、その承認はおよそキリスト教らしからぬ形で長い間教会（Kirche）によって否認されてきた。否認せよという要求を支えていたのは、愛の神が望むような人の死とは、際限のない身体あるいは精神の苦痛（Qual）を経たものでなければならないという、怪しげな見解である。(3) 今日ではおそらく、進歩から取り残されたごく一部の国を別として、先の自由は再び完全に回復され、将来にわたって異論のない財産となるだろう。自然法が存在したとすれば、この自然法には、そのような自由をあらゆる「人権」の内の第一のものとして語りうる根拠があったはずである。

II

ところが、わがドイツの実定法の枠内では、自らの生を終わりにする自由をどう考えるかについてはいまだもって何一つ確定されていない。この不確実さは、間違った言葉づかいや間違った実務上の帰結の内に端的に現れている。今こそ最大限の学問上の厳密さを発揮して、当該問題に対するこれまでの不精確な取り組みを解消すべきときである。とりわけ、悪しざまに語られがちな自殺〔自己謀殺〕（Selbstmord）と自殺に同意した者（Einwilligender）を〔他者が〕殺害することとの間には、法において根本的な差異があることをはっきりと認める必要がある。

今日、自殺をめぐっては二つの鋭く対立し合う見解がある。両者はおよそ正反対の立場に立つが、二点だけは一致している。すなわち、いずれも間違っていること、しかしまた、いずれも自殺無罪（Straflosigkeit）という要請（Forderung）へと行き着かざるをえないことである。(4)

1

一方の見解によれば、自殺〔自己謀殺〕（Selbstmord）は違法行為つまり犯罪（Delikt）であり、内容的には〔ドイツ刑法二一一条のあらかじめ計画して故意に人を殺す〕謀殺（Mord）や〔同二一二条のあらかじめ計画せずに故意に人を殺す〕故殺（Totschlag）に最も密接に結びつく。なぜかと言えば、人を殺害してはいけないという禁令に抵触するからである。(5)

殺害に関する規範をそこまで拡張することは、わがドイツ普通法の淵源とはまったく無縁であるし、自殺の犯罪的性格（deliktischen Eigenschaften）に対するいかなる証拠（Beweise）も無力である。

いかなる**宗教上の根拠も**次の二重の理由から法を証拠づける力を持ちえない。第一に、この見解はそもそも神に関するまったく間違った見解に基づいているからであり、第二に、法はどこまでも世俗に属し、人間の共同生活の外面に関わる規則に照準を合わせているからである。ついでに言うと、『新約聖書』はこの問題について一言も触れていないのである。

自殺（Selbsttötung）の違法性（Rechtswidrigkeit）を証明することが、いかに無力であるかは、根拠薄弱にして「パリサイ主義的な」（ガウプ）主張にも言える。すなわち、自殺は常に**不道徳行為**（eine unsittliche Handlung）であり、その違法性は自明である、という主張である。(6)

「冷酷にして非情」な**自殺**（Selbstmord）という形容からしてすでに、(7)自身の殺害に対する偏向が見られる。そもそも「謀殺（Morde）」という言葉には、びくびくした内密事とか卑怯な行いとかが付きものであった。ところが今では、自らを殺《あや》める人の大多数は精神的に病んでいるものと見なされている！(8)それに加えて、精神的にはまったく健康な人が行う利他的な自殺〔自己殺害〕がある。これは人倫（Sittlichkeit）の最高段階に達したものである。その一方で、浮薄な下劣さや惨めな卑怯ぶりにどこまでも落ちていったような自殺もある。(9)もちろん自殺未遂もあって、これは未遂のゆえに道徳上の厳しい非難を受けている。

さらに、この種の不道徳行為（unsittliche Handlung）**が必ずや違法というわけでもないし、逆に、適法行為がまったく常に道徳的ということでもない。**

自殺の**違法性**（Widerrechtlichkeit）を証明できるとすれば、それはただ実定法上の殺害規範の精密な立証に基づいた場合のみであろう。[10] しかし、そのための証拠は至るところで欠けている。実定法上、自殺は処罰の対象ではないか、あるいは明確に犯罪（Delikt）とは性格づけられてはいない。[11] とは言うものの、その違法性が法的に確固とした前提から帰結するという考えもある。ただし、この方向で論証を試みたフォイエルバッハのやり方は不十分なものであった。彼によれば、「国家に加入した者は誰であろうと――むろん新生児はいまだ加入してはいないが！――自分の諸力の保護を国家に義務づけるわけであるから、自殺を通して自分勝手にそれらを国家から奪い取る行為は違法である」と。[12] これは明らかに論点先取《せんしゅ》の虚偽（petitio principii）である〔肝心の根拠については何も語っていないのである〕。

したがって、自殺の犯罪性（Deliktsnatur）を支えるあらゆる証拠が欠けているだけではない。[13] 今日ではまた、自殺者であれ、自殺と判断する第三者であれ、自殺を禁止行為と見なしたり、実際に自殺を内容上から謀殺や故殺と同列に置いたりしようとは思いもしないのである。

それでも犯罪性をあくまで主張するとすれば、どんな事情であろうと、いわゆる自殺の共犯者[14]（Teilnehmer）については、過失責任のある行為という前提で同様に犯罪者と見なす必要がある。しかも、たとえ自殺者が無罪だとされても、「共犯者」も無罪の**はずだと決めつける**わけにはいかない。[15] というのは、共犯者は第三者である他者の命に対して違法行為を行ったからである。つまり、自分自身にのみ手をかける人の行為でさえ犯罪と見なされる限り、他者に手をかける者のほうにいっそう重い刑罰が科せられるのは当然のことである。

自殺の犯罪性を肯定する見解に立つと次のように帰結する。犯罪を阻止する任務を担う国家機関には、自殺者並びにそのいわゆる共犯者に対して、殺害を中止させる強制権（Zwangsrecht）がある。しかしその一方で、これらの者に正当防衛権（Notwehrrecht）が与えられることはもちろんありえない。

2

以上と対立する見解は、**自殺をある種の殺害権の行使**と見なすもので、必ずしも教会の見解に強い影響を受けた自然法学者によって主張されてきたわけではないにせよ、極めて自然法的な考え方である。この説もまた法源のなかにいささかの支柱も見出せない。というのも、自殺が殺害権の行使であるという理由で無罪になるなどと見なすことはできないからである。処罰されない犯罪行為は数多く存在する。

したがって、この見解は純然たる理論上の構成物であって、個人の諸権利の本質を誤解し、禁じられていないことをもって、このような権利と混同する通弊を犯している。殺害が他者に対してだけ禁じられているがゆえに、〔この見解からは〕以下のような帰結が引き出される。すなわち、どんな人であっても**生命に関する**（auf）**権利**、あるいは**生命に与**《くみ》**する**（an）**権利**、それどころか**生命を支配する**（über）**権利**のいずれかを有しているということである。私にはこれらはどれもこれも間違っていると思われるが、それはともかく、この種の占有権（Besitzrecht）によって、生命を堅持することも、自ら放棄することも許されるのである。したがって、人は**自分自身に与する権利ないしは自分自身に反する**（wider）**殺害権**[16]を持つことになる。そればかりか、場合によっては、自分自身に関する限りで、その権利を他者（andere）に譲渡することさえできるのである。[17]

自己の生命**に関する**、自己の生命**に与する**、自己の生命**を支配する**権利といった、まったくありえない権利についてはひとまず棚上げにしよう。それについてはE・ルップ〔『死への権利』〕の一五ページに優れた反論がある。となると、自殺権に対する異議としては次のものが考えられる。すなわち、行為の目的が**一般的に**（generell）法秩序に合致し有効なものと見なされる限りで、行為権なるものが与えられる。**その ため、法の観点から行為が一般的に承認されるか否かは、その行為の目的次第だということになる。**ところが、自殺に対してはこのような承認が与えられることは断じてない。自殺によってはその少なからぬ事例で、法の領域に極めて過敏にして有害な結果がもたらされるからである。例えば、公的な救助義務が次から次へと設けられるだけではない。ことのほか重大な法義務を侵害する手段ともなる。具体的には、債務を弁済したり、刑罰に服したり、敵前の危険地帯で前哨勤務をこなしたり、攻撃に加わったりする義務への侵害が生じるのである。

しかし、ひとたび自殺行為の合法性を承認する立場に立つならば、以下のようになる。

（a）**誰であろうと自殺者の合法的な行為を妨害する**（hindern）**権利を持たないこと。**

（b）**妨害しようとするどんな試みに対しても自殺者には正当防衛権が与えられること。**

（c）自己を殺害する各人の権利がまったく譲渡可能なものと見なされるならば、**そ**

うする人の同意を考慮して行為する共犯者も、もちろんこの場合に限ってのことではあるが、同様に合法的に行為している。したがって、共犯者は行為に関して同じく誰からも妨げられないし、いかなる妨害の試みに対しても正当防衛権を持つこと。

とはいえ、共犯者がいかなる同意もなしに行為する限りは違法ということになるから、行為の遂行は妨害されてよいし、それどころか、場合によっては妨害されなければならない。さらに、罪となる場合には、共犯者は基本的に責任を取らなければならない。[18]

この譲渡可能な殺害権という観点からは次のように述べることさえできる。

（d）明確な同意を与えた人を殺害することも、同様に**合法な殺害行為**と見なされること。[19]

Ⅲ

自殺を犯罪行為としても、合法行為としても捉えることができないとすれば、残るのは**法的に許された行為という見方**だけである。[20] この見解はもとより実にさまざまな文書のなかで主張されるようになってきている。根拠づけにはいろいろあるが、それらの違いについてはここでは触れないでおこう。私は以前それに関して次のように述べたことがある。人間の共同体の生活秩序としての法からすれば、「法主体と法客体との分裂を個人に適用し、個人を二元論のもとに置くならば、矛盾した事態が生じることであろう。二元論によれば、個人は自分自身に対しても、財としての性質どころか、場合によっては物としての性質すら持つことを受け入れざるをえなくなるのである。というのも、個人は自分自身に与する権利とともに、自分自身に反する法義務を持つことが可能だからである[21]」。

ほかならぬ法においては、命ある人を自らの生存（Dasein）**とその生き方**（Art）**に対する主権者と見なすこと以外、いかなる見方も残されていない**[22]。

ここから導かれる以下の帰結は、極めて重要である。

①**このような承認が妥当するのは命の担い手自身**（Lebensträger selbst）**だけであること。**自分自身に対する行為のみが**許される。**

②**この承認によって殺害禁止に例外が設けられるわけではないこと。**というのも、殺害禁止では**他者を殺害する**ことだけが禁じられているのであって、このことからまさに自殺が許されるということが導かれるからである。

③**いわゆる自殺の共犯はどんな場合であれ殺害規範に抵触するから、違法であるこ**

と。[23] 起こりうることだが、責任が問われるような場合には、処罰を受けることもありうるし、それどころか、事情次第では処罰されねばならない。ここでありうる」とは立法論上のことであり、処罰され「ねばならない」とは、共犯者が共同正犯もしくは首謀者である場合の解釈論上の話である。[24][25]

④**自殺した本人（Verstorbenen）の行為だけが許されること。**自殺者が自らの同意によって第三者の行為を許されるものにしようとしても、まったく無効である。極めてもっともな理由から、わが実定法では、第三者が同意者を殺害することは犯罪と見なされている。[26]

⑤**自殺者の**行為は許されるので、自分が何をしているかを十分に知っている限り、誰であれその行為を妨害することはできないこと。自殺者は妨害に対して正当防衛権を持つ。自殺行為を中止するよう強制する（Zwang）ことは、違法な強要（Nötigung）である。[27]

自殺者を救出した者はたいてい良心に基づいて（optima fide）行動しているから、その場合には罪に問われることはない。救出者の立場は経験によって強く支持されている。救出された自殺者はしばしば感謝の気持ちを示し、失敗に終わった後ではたいていていニ度と自殺を試みることがないからである。[28]

Ⅳ

すべての自殺を解禁するという見解には、法や共同性の観点から見ると弱点がある。というのは、かなりの数の人たちが、なお十分に生きる力を持ちながらも自殺しているからである。ただたんにあまりに怠惰か卑怯であるために、どうしても耐えられないというほどでもない生の重荷を、それ以上引きずっては生きていけないのである。

この点は共犯者の罪過の重さを量る際に重要なものとなる。瀕死の患者（Todkranken）の自殺を意識的に手助けすることは、例えば債権者から逃れようとする健常者の自殺を手助けすることに比べると、はるかに軽い罪として評価される。

第二章　正当な範囲内で実行される純粋な安楽死には特別の解禁は不要であること

一見して明らかだし、純粋な因果関係の考察としても何ら疑う余地のないことだが、**第三者による殺害**（eine Tötung Dritter）の内で、私の知る限り、これまで刑事訴追されなかったのは**いわゆる安楽死**（Euthanasie）**の実行**だけである。

I

「**死の幇助**(29)（Sterbehilfe）」という美しくもない名称は、近年の文献のなかに突如現れてきた。しかし、その意味するところはすこぶる曖昧である。疾患によって死がもたらされることに何の影響も与えないような鎮痛手段については、ここではまったく考察の対象外とせざるをえない。むしろ我々の考察にとって重要なのは、**痛み〔肉体的苦痛〕を伴う**（schmerzhaft）**疾患、場合によっては痛みが長期にわたって持続することもあるが、ともかくそういう疾患に由来する死因ではなく、別の手段による痛みのない死因**のほうである。重症の舌癌でひどく苦しんでいる人に、医師やそのほかの介助者が施す致死量のモルヒネ注射がそれに当たる。この行為によって痛みもなく（schmerzlos）、ある場合には迅速に、ある場合には多少長めの時間を要するとしても、死がもたらされるのである。

II

この種の行為を実行する権利について云々されること自体、そもそもありえないはずである。にもかかわらず、この行為の法的な性格、すなわち違法性や許容性をめぐって、私見ではまったくもって不要な論争が生じている。それはちょうど、健康な他者の身体が有する不可侵性に対して、医師が行う一見あからさまに見える侵襲〔介入〕（Eingriff）、精確にはもちろん治療目的の侵襲なのだが、それをめぐるものと同様である。[30]

とはいえ、安楽死を引き起こす行為が実施される状況については、厳密な形で明確に説明されなければならない。疾患あるいは外傷に苦しむ人にとって、それらに起因する死が**確実で**しかも**間近に**迫っているならば、**疾患の帰結として予見される死と、別の手段を通じてもたらされる死との間の時間差は考慮されない**。その場合、故人の生存時間がいくぶんか短縮したことについては一般には何ら問題とされえないが、仮に問題にする者がいるとしても、せいぜいごく一部の杓子定規な人だけであろう。

それゆえ、例えば麻痺患者がいるとして、場合によっては何年もの長期に及ぶだろうと推定される疾患の発症時に、その患者の懇願に応じて、あるいはその懇願すらない場合もあろうが、致死量のモルヒネ注射を施すような者については、純粋な安楽死の遂行を云々するのは論外なのである。ここで実施されるのは正真正銘の**命の短縮**（Lebensverkürzung）であって、法としても重大な行為であるから、法的に解禁されない限りは、認められないものである。

III

そうした問題のある状況とは別に、苦痛に満ちた（qualvoll）死をもたらす確かな原因が突き止められ、死が間近に迫ることを確実に見込めるような場合もある。死が切迫した状況では、痛みを伴う原因の代わりに、痛みのない点では勝る別の原因〔モルヒネ注射〕を用いる以外に打つ手はない！ **これは決して「法的な意味での殺害行為」ではなく、**最終的にもはや除去できなくなった死の原因をたんに変更することにすぎない。つまり、**それは純粋な治療行為**（Heilhandlung）**の一つなのである。**「苦痛（Qual）の軽減もまた癒やしの業（Heilwerk）なり」[31]。

そのような行為が禁じられた殺害と見なされうるとすれば、それはひとえに、法秩序が野蛮なくらいうんざりするほど、瀕死の患者（Todkranke）はどこまでも苦痛に耐えながら死なねばならないことを要請する場合だけであろう。だが、このことは今日ではもはや問題にすらなりえない。

かつてはそう考えられており、その考えに基づいて人々が死んでいったとは、何とも恐れ入る次第ではないか！

Ⅳ

以上からの帰結は以下のとおりである。ここで問題となっているのは、殺害規範に例外を設けることでもなければ、例外規定が明示されていない場合での違法な殺害でもない。そうではなくてむしろ、ひどく苦痛に苛まれた（gequälte）患者に対して限りない安らぎに満ちた（segensreichst）結果をもたらすはずの**許された治療**（unverbotenes Heilwerk）なのである。あるいは、そうした患者が生き続ける限り施されるような苦しみを軽減する処置（Leidverringerung）なのであって、殺害などではまったくありえない。

したがって、たとえ法律には承認の意味での言及が何らないとしても、このような行為は許されるものと見なされなければならない[32]。**しかもその際、苦痛に苛まれた患者の同意（Einwilligung）はまったく重要ではない。**もちろん、患者が拒否しているのを無視して行われてはならないが、実際の多くの事例では、その時点で（momentan）〔明瞭な〕意識のない患者は、この治療介入の対象とならざるをえないであろう[33]。

この行為の性格からすれば、第三者の側からなされたこの行為に対する幇助や決定も同様にまったく許されることになる[34]。

致命的な状況にあるかどうかの点で誤りがあった場合には、安楽死の処置を指示した医師に対して過失致死の責任を問うことは可能である[35]。

第三章　解禁を拡張する方向への端緒

冒頭からの論究の結果、以下のことが明らかになった。今日、全面的に許されるのはただ自殺だけである。いわゆる〔自殺〕共犯の解禁については目下のところいかなる話も出ていない。というのも、それがいかなる形態を取ろうと、可罰的性格を帯びるからである。たとえ自殺者の同意があったとしても、この性格を免れることはできない。もっとも、刑法典ではいわゆる共犯が倒錯した付随的行為（**verkehrte akzessorische Behandlung**）とされることからすれば、自殺への幇助を無罪のままとせざるをえないこともありえようし、また、自殺を故意に決心させる行為も、刑法第四八条[1]の意味での自殺への教唆に当たらないと見ることはできる。この場合には自殺する者に帰責能力があるかどうかは問題にならない。

したがって、本人の自殺以外に解禁可能な殺害があるとすれば、それは**他者による殺害**だけということになる。この場合にはもちろん、自殺の解禁では生じなかった**法的な殺害禁止に抵触**することになろう。

このような解禁は、近ごろではさまざまに公然と擁護されており、それを推進する運動のための見出し文句やスローガンとして、**死に関する権利〔死への権利〕**（Recht auf den Tod）なる表現も用いられるようになっている。(36)

この表現で意味されているのは、死に関する真正の権利というよりは、耐え難い生からの救済を願う人たちによって出された法的にも承認されるべき請求権（Anspruch）ということのようである。(37)

こうした新運動を準備した潮流には二つある。その一つは、より過激なもので、アプリオリな法解釈論の領域に見られる。今一つは、もっと入念にして慎重なもので、立法論の領域に見られる。

I

周知のように、ローマ人は**同意した者を殺害する行為**を無罪とした。不法侵害に関する「学説彙纂」〔ディゲスタ〕第四七巻第一〇章第一法文第五節〔D. 47. 10. 1. 5〕に

「不法侵害に該当せざるは他者の同意によって為されし場合なり」とある。[2] これはもっぱら**ローマ私法上の不法行為である不法侵害に関わる**が、それを拡張解釈することで、いまや再び、傷害（Verletzung）に対して、傷害を受けた者（Verletzten）が与える同意（Einwilligung）に途方もない力を認める自然法学説が生み出されたのである。それによれば、そもそも同意の及ぶ範囲を知る者によって同意された場合には、およそ不法行為で傷害を受けたとしても、傷害の違法性は阻却される。とすれば、その行為が罰せられることはありえず、同意者へのいかなる傷害であろうと、なかんずく殺害であっても許される行為となろう。

この立場に立つのは、前世紀ではW・v・フンボルト（全集第七巻、一三八ページ）のほかに、ヘンケやヴェヒターがいて、後にはとりわけオルトマンや、レーデンベック、ケスラー、クレー、E・ルッペがいる。(38) 彼らがこの立場を貫き通すとすれば、全力をあげて刑法第二一六条[3]に反対しなければなるまい。(38a)

II

立法論内部の運動も同じく**傷害への同意**に関係しているが、(39) **傷害の要請**（Verlangen）について、どこまで認識が明白であり、また、どこまで立証が容易であるかという点に強い関心を示している。[40]

殺害が要請された場合には、それは減刑の理由となろう。確かに要請に基づく殺害とて真の犯罪行為であることに変わりないが、現行ドイツ刑法第一条の意味での犯罪行為にはむろん該当しない。[41]

これ〔要請に基づく殺害〕に関する最初の規定はプロイセン〔一般〕ラント法の第二編第二〇章第八三四条に見られる。[42] 多くのドイツの州刑法典はそれに追随したが、追随の端緒となったのは一八一三年のバイエルン州刑法ではなく、一八三八年のザクセン州刑法である。[43] また、プロイセン〔一般〕ラント法は減刑にも拒否の態度を取った。後に続く州刑法の内、一八五八年のオルデンブルク州刑法と一八六一年のバイエルン州刑法もそれに倣ったが、リューベック州刑法は要請に基づく殺害に配慮した（第一四五条）。

要請をもって減刑理由とするのを却下したことで、極めて厳しい結論を強いられ、同意者の殺害は謀殺罪もしくは故殺罪に包括されることになった。

この耐えられないほどの論理必然性からは、何ともはや次のような事態まで生じた。すなわち、北ドイツ刑法典の第三草案では、**死を明示的かつ真摯に要請した者に対して要請を受けた者が行った殺害は、**独立した殺害の「軽罪」要件に入れられ、それゆえ最低でも三年を下らない軽懲役刑という、量刑としてはいまだ重いと私には思われる刑に処されることになった。実際にはしかし、最初の二つの草案ではその点について何の言及もなかったにもかかわらずである！　その後この提案は無修正のまま法典に採用された。

それでもその提案は、当然承認されうるはずの減刑理由に関する正しい理解に基づいてはいる。

すなわち、通常の殺害が極めて重い罪に問われるのは、犠牲者の生存意思を暴力で踏みにじるからであるが、同意者を殺害する場合には生存意思の蹂躙《じゅうりん》にはならないという点である。

その点にこそ、同意者の殺害の持つ犯罪の内容を、何よりもまず客観的に見て、著しく軽微なものとせざるをえない理由がある。それとともに、主観的な面では、**同情から**（aus Mitleid）なされた場合の行為には責任の緩和が伴う。ただし、必ずしも減刑になるとは限らない。理論上の観点からも解釈論からもそうである。その一方で、殺害を要請するまでに高じた同意が解釈論では減刑よりもさらに軽いものになることはないのである。

故意の殺害がこのように特別に減刑される（privilegiert）とすれば、法的には次の三つの弱点が挙げられる。①同意を**要請**あるいは**明示的な**要請にまで高めるならば、その水準に届かないような同意者の殺害は、またしても謀殺や通常の故殺として扱われざるをえなくなること。②法律（Gesetz）は、生きるに値する（lebenswerten）命と生きるに値しない（lebensunwerten）命とを区別しないこと。③法律は、あまりにも残忍な殺害者にも恩恵を与えてしまうこと。もっとも、二番目の欠点については、わが刑法典の幾つかではっきりと認められてはいる。

これに該当する過去の刑法典は五つある。その嚆矢《こうし》をなす一八三九年のヴュルテンベルク州刑法（二三九条）では、特別減刑扱いされる殺害行為に次の二種を認めている。すなわち「**死が切迫した患者もしくは瀕死の重傷者**」の要請により行われた場合の殺害である。(44)

そこに明瞭に貫かれている考えは、このような命はもはや刑事上の完全な保護を受けるに値しないいし、また、それを終わらせる行為への要請のほうが、健康極まりない命を終わらせる行為の要請よりも法的には多大の考慮を必要とするというものである。

これは実に好ましい端緒ではあったが、帝国刑法ではそこからいかなる進展も見られなかった。他方、文献のなかにはこれを極めて明瞭に取り入れたものが見出せるのである！

第四章　殺害の犯罪性に対する特別減刑理由を第三者殺害の解禁理由にまで引き上げられるか？

一方では、著名な法律家たちの多くが、殺害に対する同意にまとわりつく違法性一般を完全に廃棄し、同意者の殺害をどのような場合にでも許されるものと見なそうとしている。他方では、最近になって、耐え難く苦しんでいる（leidend）人に対する気高い同情に基づいた殺害に関して、解禁を求める声が激しくかつ広範に表明されている。それらを考慮する限り、目下立法論で問われているのは、次の二者択一でしかないと主張せざるをえないであろう。すなわち、その一つは、**同意**（Einwilligung）**と耐え難い苦しみ**（unerträgliches Leiden）をめぐって、これら二種の**減刑理由**（Strafmilderungsgrund）の内のどちらか一方が**無罪理由**（Strafausschließungsgrund）にまで高められるべきではないかということであり、今一つは、これら二つの特別減刑扱いの理由（Privilegirungsgrund）が揃ってはじめて殺害は正当なもの、つまりは許されるものと見なされるべきではないかということである。

興味を惹くのは、一九〇九年のドイツ刑法典の草案を準備した起草者が[45]、「生きる望みのない患者から**要請がないのに**同情でその生命を奪う者」に対して、特別減刑を認めることを断じて拒否したことである。

当代のこの立法者が〔前述の〕プロイセン〔一般〕ラント法に比してどんなに遅れていることか。後者のラント法の第二編第二〇章第八三三条には、当時としては実に寛大にして、同時に法律としても極めて洗練された次の規定がある。「瀕死の重傷者もしくは末期の患者の命を憶測的な善意によって短縮したる者は、第七七八条および第七七九条に従い、過失により殺害したる者と同刑に処せられる」。しかし、そこでの刑罰による威嚇は非常に緩和されており、「一ヵ月以上二年以下」の軽懲役刑または要塞禁錮刑となっている。

当プロイセン州に導入されて以来一〇〇年を超える歳月が過ぎたが、その貴重な規定がドイツ国民にとって実った験《ため》しはないのである！

一九〇二年五月二十二日制定のノルウェー刑法第二三五条では、要請のない〔同情からの」殺害への刑罰が同意者殺害への刑罰と同等に置かれた。これに関して一九〇九年のドイツ刑法草案の**趣旨説明**には、そのような規定は「最悪のやり方で濫用され、病人の生命を極めて危険な状態に曝《さら》す可能性を持つ」ものであると書かれている。それでいて、ではどうするのかという対案はどこにも示されてはいない。(46)

I

私は今この時点では、二つの糸〔同意と耐え難い苦しみという二つの減刑理由〕をいったんは切り離し、後で再び結びつけることにする。というのも、その前に私の考えでは現在どうしても提起しておかねばならない先決問題を論じたいからである。ただし、それを以下のように定式化すると、法学然として一見するとまことに実務的に映るから、あまりにも冷酷な言葉のように見えるかもしれないが、本当のところは深い同情にのみ発したものである。

法益たる資格が甚だしく損なわれたがために、生を存続させること（Fortdauer）**が、その担い手自身**（Lebensträger）**にとっても、社会**（Gesellschaft）**にとっても一切の価値を持続的に失ってしまったような人の命というものはあろうか。**(47)

問題がこのように立てられただけで、個々人の生がその担い手たる当人や社会全体

（Gesamtheit）にとって価値があることをこれまで当然と思っていた者には、重苦しい感情が呼び起こされるに違いない。しかし、心の痛み（Schmerzen）を感じながらもこう悟るだろう。価値に溢れ、生きようとする強い意志や大いなる力に満たされて担われている命を、我々はどんなに浪費していることか。労働力や忍耐や財の消費を我々はしばしばまったくどこまでも無駄遣いしながら、生きるに値しない命を長らえさせるべく、自然が何ら憐れみをかけることなくゆっくりと、存続の最後の可能性を奪い取るまで支え続けていることか、と。

次のことを想起してほしい。何千人もの若者の累々たる死体で覆われた戦場。あるいは、坑内のガス爆発で何百人もの勤勉な労働者が生き埋めになった鉱山。と同時に、これらと並べて思い浮かべてほしいのは、存命中の精神遅滞の人たち〔重度の知的障碍者〕（Idioten）を手厚く世話する介護施設（Idioteninstitute）である。そうすれば、耳を覆いたくなるような鋭い不協和音によって心の底から動揺させられるのではないか。一方で鳴り響くのは、最高の規準から見ても人類の最も高価な財産の犠牲であり、他方で響くのはいかなる価値もない連中（Existenzen）ばかりか、否定的にしか評価できないような連中にも施されている介護（Pflege）である。(48)

ある人の死が、当人にとっては救済（Erlösung）であるのと同時に、社会や国家にとってはとりわけ重荷からの解放（eine Befreiung von einer Last）、つまりその人の命を担うことで寛大さ〔無私〕のこの上ない典型（ein Vorbild größter Selbstlosigkeit）を示す以外に何の取り柄もないような重荷からの解放を意味する、といった事態があることを疑う余地はない。

仮にもはや道理にかなった関心（vernünftiges Interesse）を寄せられることのなくなった人の命があるとすれば、法秩序は重大な岐路に立たされることになる。すなわち、法秩序の使命とは、なかんずく刑罰保護を最大限に利用してまで、共同性に反する（unsozial）そのような存続を積極的に支持することにあるのか。それとも、むしろ一定の前提条件のもとでそれらの命を終わらせる行為を解禁することにあるのか。問題を立法論に置き換えるとこうなる。そのような命を力の限り存続させることは、生命一般を侵害してはならないという規範の証として優先されるのか。それとも、命を終えさせること（Beendigung）で関係者すべてが救済されるのを許可することは、より小さな悪と見なされるのか、といった岐路である。

II

先の問題への答えは必然的に与えられるはずである。冷静に考量する理性に従う限り、その点にはいかなる疑念もありえない。だが、私が固く確信するところでは、そうした論理だけで答えが決定されてよいというものではない。同時に、正しさに対する深い感情によっても内容が是認されるべきである。第三者による殺害が許されるためには、少なくとも殺害される当人がそれを救済と感じているのでなければならない。さもなければそもそも解禁など問題にはならない。

そこから必然的に生じる帰結は、**すべての人の生存意思を全面的に尊重するということ**であり、これにはいかなる制限条件も付かない。**むろんそのすべての人には、死を回避できない病人**（kränksten）、**激しい苦痛に苛まれている人**（gequältesten）、**何の役にも立たない人**（nutzlosesten）**が含まれる**。

犠牲者の生存意思を暴力で蹂躙する謀殺者や故殺者の事情に準じて処置を講じるようなことを、法秩序は決して容認するものではない(49)。自明なことだが、生きていることに幸せ（glücklich）を感じている精神の薄弱な人（Geistesschwachen）に対しても、殺害の解禁という話は一切ありえない。

Ⅲ

考慮の対象となる人々は、私の見る限りでは第一と第二の二つの大きなグループに分かれ、その間に第三の中間グループが位置する。

1

第一のグループは、**疾病または重傷ゆえに助かる見込みのない絶望的な状態（unrettbar Verlorenen）にあって、自分が置かれた状況を完全に理解したうえでそこからの救済を切に望んでおり、かつまた、何らかの承認された方法でその望みをすでに明示している人たち**(50)のグループである。

上述した二つの特別減刑理由がここでは同時に存在している。私がとくに想定しているのは、治療不能な（unheilbar）癌患者、助かる見込みのない（unrettbar）結核患者、経緯や部位はどうであれ瀕死の重傷を負った人である。

死への要請が耐え難い（unerträglich）痛み〔肉体的な苦痛〕から発したものでなければならないと考えるのは、私にはまったく不必要だと思われる。痛みのない絶望であっても同じく同情に値しよう。

さらに、別のより好都合な条件が手に入らないのに、そのもとでならば患者が助かったのではないかと考えることもまったく些末《さまつ》事に思われる。したがって、「助かる見込みのない」という表現は、たんなる一般的な言葉としてではなく、具体的な状況において理解されるべきである。例えば、友人同士で人里遠く離れた奥地で危険な山歩きをしていたとき、二人の内の片方が激しく転落して両足とも骨折するが、もう片方は一人では友を運び出すことも、救助隊を呼んだり来てもらったりすることもできないとしよう。その場合には骨折した負傷者はまさに助かる見込みのない状態にある。そこでもしも負傷者が事態を理解して、友に死を懇願するとしたならば、懇願された友のほうはそれに逆らうことはできないだろうし、自身が処罰を受ける危険を冒すのを気にするほど意気地なしでなければ、逆らいたいとも思わないであろう。戦場では類似した事例がそれこそうんざりするくらい起こるものである。人々が正当にして尊厳ある行為をなそうとするのを妨げるために刑罰があるのではないし、刑罰という脅しが用いられるべきでもない！

ただし、解禁のためには、何ら制限されることのない前提条件が必要である。すなわち、同意もしくは要請の真摯さだけではなく、両当事者が正確な状況認識を持つことであり、さらにまた、死を要請する者の態度として、助かる見込みのない絶望的な状態をただただ気落ちして受け入れるだけではなく、人生の使命が何であるかについての成熟した見方を持つことである。

「行為無能力者」（ドイツ民法第一〇四条）の同意は以上の基準を満たすものではない。

これ以外にも考慮に値しない（unbeachtlich）であろう「同意」が少なくない。その一方で、考慮に値するのは、十八歳未満の未成年者の同意である。そればかりか、精神に異常をきたす人（Wahnsinnigen）の同意も考慮されるべきである。

助かる見込みがなく、生きていることに耐え難いほどの重荷を感じた人が、自殺に走るのではなく、第三者に死なせてくれと懇願するのは、実に一貫性を欠いているようだが、決して稀なことではない。そうした内面の矛盾が生じるのは、しばしば物理的に自殺ができないからである。例えば、疾病によって甚だしく身体が衰弱していたり、殺害手段を入手できなかったり、場合によっては監視されていたり、あるいは自殺の企てが妨げられていたりするからである。しかし、純粋に意志が弱いという理由も少なからずある。

いまや私には、法の観点ばかりか、共同性や道徳、宗教といったどの観点から見ても、助かる見込みがなくて死を切に要請する人を、そう要請された者が殺害するのを解禁できないとする理由がまったく見つからない。それどころか、このような殺害の解禁を私はごく単純に法律上の同情義務とさえ見なしている。同情義務という点は、以下で言及する別の形態のグループにもしばしば当てはまるものである。ただし、殺害遂行の手順については後で必要なことを述べよう。

もっとも、その人の生命の存続に対して家族は特別な感情を抱き、それがときに強い執着を生むことにもなるわけだが、この点への配慮はどうなるのだろうか。夫である患者を熱愛する妻は夫の生命に執着する。しかしその執着はひょっとしたら、家族の生活を支える夫の年金支給に根ざしているのかもしれない。もしそうだとすれば、精一杯の看護という恩恵行為とは矛盾することになろう。

それにもかかわらず、我々が主張したいのは、**助かる見込みのない人への同情がここでは無条件に優先されなければならない**ということである。患者を助けて魂の苦悩を引き受けることは愛する者にもできない。患者当人からすれば、愛する者のために何もしてやれない。それどころか逆に、愛する者を日々新たな苦悩に巻き込み、場合によってはひどい重荷を負わせもする。そこで、この絶望的な生を、なおも自分で引き受けることができるのかどうかを決断せざるをえないのである。この決断に対する親族側からの異議申し立て権や妨害権を認めることはできない。常に前提とされなければならないのは、死への要請こそが考慮に値するという点である。[51]

2　**第二のグループは、治療不能な知的障碍者**（Blödsinnigen）**から成る。**ただし、生まれつきか、それとも、例えば麻痺患者のように苦しみの最終段階でそうなったのかは問わない。

この人たちには生きようとする意志（Wille zu leben）**もなければ、死のうとする意志**（Wille zu sterben）**もない。そのため、考慮されるべき殺害への同意も彼らの側にはないし、他方で殺害が生存意思**（Lebenswille）に抵触し、これを侵害したに違いないということもない。彼らの生にはいかなる目的もないが、そのことを彼らは耐え難いとは感じていない。家族にとっても、社会にとっても彼らはとてつもない重荷（Belastung）になっている。彼らが死んだとしてもほとんど心が傷つくこと（die geringste Lücke）はない。もちろん、場合によっては母親や誠実な介護婦（Pflegerin）の感情では別であろうが。ともかく、彼らには手厚い介護が必要なので、この必要性に基づいて、**絶対的に生きるに値しない命を何年も何十年もかろうじて生かし続けることを仕事とする職業が成り立っているのである。**

ここには恐るべき不条理（Widersinnigkeit）が含まれている。つまり、生命力が尊厳なき目的のために濫用されていることは否定できない。

私はここでも再び、法の観点ばかりか、共同性や道徳、宗教といったどの観点から見ても、真っ当な（echt）**人間の反対像**（Gegenbild）**となり、接した者のほとんどに**

驚愕の念を呼び起こさずにはおかない人々、そのような人々の殺害を解禁してはならないとする理由をいささかも見出せない。もちろん、この殺害が誰に対しても解禁されてよいというわけではない！　人倫（Sittlichkeit）がもっと高く、我々の時代のようにヒロイズム〔英雄主義〕を喪失しているのでなければ、その哀れな（arm）人々を殺害によって救済することは、おそらく行政の公的な業務となるだろう。しかし、神経が衰弱し切った戦後の今日では、それが必要であり、それゆえ正当であると大胆にも告白する者など誰がいようか。

とすれば、今日問われるべきは、誰に対して殺害が解禁されるのか、また、誰に対して解禁されるべきなのかという問いである。**私見では、その誰かとはまずもってその哀れな人々を介護せざるをえず、たとえ精神遅滞の人たち〔重度の知的障碍者〕（Idioten）の介護施設（Idiotenanstalt）に預けることができても、この被後見人を抱えることで非常に辛い不利な生活を強いられる家族（Angehörigen）である。それからまた家族の後見人（Vormündern）である。もちろん、いずれかの者が解禁を申請した場合の話である。**

精神遅滞の人たちを介護する当施設の管理責任者には、そのような申請権はいっさい与えられえないだろう。私見ではまた、どんな状態のわが子であろうとあくまで愛情を注ぎ続ける母親には、自分で介護するか、その費用を負担する場合には、申請に対する異議申し立てが認められる。だが、治療不能な知的障碍（Blödsinn）が確定されたのであれば、直ちに殺害の解禁を申請するほうが最善ではあろう。(52)

3

私が第三の中間グループについて言及したときに、そこで想起したのは、**精神面では何ら問題はないが、何らかの出来事のなかで、例えば疑う余地もない瀕死の重傷を負うことで意識を失った人や、たとえ意識のない〔昏睡〕状態（Bewußtlosigkeit）から いったんは目覚めえたとしても、筆舌に尽くし難い悲惨な障碍が待ち受けているような人たちである。**

私の知る限り、意識のない状態があまりにも長く続くことから、安楽死の実行を許容する前提条件を問題にする必要がなくなる場合もある。しかし、このグループのたいていの事例では前提条件はもちろん存在する。その場合には上記（第二章三三〜三七ページを参照）で展開された原則が適用される。

とはいえ、わずかに残された問題点があるので、それらについて述べておく必要がある。

ここでも、助かる見込みのない人は同意ができないので、精神遅滞の人たち（Idioten）の場合とはまったく異なる理由で、殺害への同意が欠けている。にもかかわらず、殺された人が殺されることに承諾を与えられるような状態にあればきっとそうしたに違いない、という確信に満ちた独断から殺害されたとすればどうか。この場合には、殺害者は意識のない人への同情から行動している。つまり、その人から命を奪うためではなく、悲惨な終末を迎えなくても済むようにとの意図から、あえて大きな冒険をすることを意識しつつ行動しているのである。

私はこの殺害グループに対して、原則的な取り扱いがなされるとは思っていない。ある場合には殺害が事実として完全に正当に見えることもあろうし、逆に、別の場合には正しいことをしているという想定で性急に殺害したということもあろう。後者の場合、殺害者には故意の違法な殺害責任はないが、それでも時として過失による殺害責任は問われるだろう。

後になって正当だと承認される殺害に対しては、法律上無罪とされる可能性が開かれるべきである。

以上から、殺害の解禁対象になる人がいるとすれば、それはただ常に助かる見込みがなく、しかも、常に死の要請ないし同意を与えることのできる患者だけである。た

だし、この同意の条件が加わるのは、精確に言えば、患者が意識のなくなる危機状況に陥っていない場合や、後に意識を回復して自分の悲惨な障碍を知ることができた場合に限られる。

すでに説明したように、**殺害されうる人、あるいはすでに殺害された人の生存意思を侵害した場合には、いかなる殺害の解禁も認められない。**

同様に、殺害が**何人に対しても**解禁されるということはない。そこでこれを表すために、**善意から権利を剝奪することも**(proscriptio bona mente)という大仰な表現を用いよう。

自殺は唯一本人にだけ解禁される。それと同様に、助かる見込みのない人の殺害が解禁されるのは、状況からしてそういう人を助けるのにふさわしい者に対してだけである。そうであってはじめて、その同情からの行動が物事の正しさのわかる人から理解されるだろう。

解禁される人々の範囲を法律で明確に限定することは適当ではない。殺害解禁の申請者と殺害の執行者が個々の事例でその人々の範囲に入るかどうかは、まさにその事例ごとに確認されるものである。

家族はしばしばそこに含まれるにせよ、必ずいつもそうだとは限らない。憎悪は同情の仮面をかぶることもある。〔『旧約聖書』の〕カインは弟のアベルを殺したではないか〔創世記四章八節〕。

第五章　解禁に関する決定

殺害範囲を拡大する提案には、その範囲をすべてのグループにまで広げるものや、第一のグループだけに止めるものがある。[53] ところが、いずれであれ、たとえそれらが理論的には認められたとしても、実際には実行不可能ではないかと反論されて、結局は斥《しりぞ》けられることになるかもしれない。[54]

確かにそう反論するだけの正当な理由がある。つまり、解禁のための前提条件は、持続的に死に至る疾患や、治療不能の重度知的障碍（Idiotentum）といった病理状態であるが、この状態は専門家によって客観的に確定されることを必要とする。しかし、そこのところが殺害者の手に委ねられてしまうならば、確定など不可能になるからである。即座に思いつくのは、ある人が患者の一日も早い死亡に多大な関心——相続がらみの場合もあろう――を寄せ、処置する担当医をうまく丸め込んで患者を死なせるよう仕向けるといった事態であろうか。あるいは、担当医自らが不十分な診断に基づいて患者の運命を弄《もてあそ》ぶようなことを決めるといった事態も考えられる。

さて、すでに取り上げられたさまざまな事例（上記の第三章および第四章Ⅲの1～3を参照）を想起するならば、**致死の介入**（tödlicher Eingriff）**が緊急に必要とされるのか、あるいは介入のための前提条件を検査**（Vorprüfung）**するのに十分な時間が取られるのかに応じて、**これらの間に顕著な差異があることがわかる。第二のグループ（第三章および第四章Ⅲの2、治療不能な知的障碍者を参照）ではそうした時間は常に与えられている。第三のグループでも意識のない状態が長引く場合には、おそらく時には与えられよう。第一のグループではより多くの事例で時間は与えられるだろうが、圧倒的多数でもそうかとなると疑わしい。そこで要求されるのは、もし可能であれば細心の注意を払った検査に必要な時間を確保し、しかもその検査をできるだけ迅速な手続き（Verfahren）で行い、すぐに決断を下すことだろう。

義務としての検査の手続きは可能な限り例外のないように考えられなくてはならない。

そこでまずはこう問おう。第一に、この手続きを目的に合うように整えるにはどうすればよいのか。第二に、行政による公的な検査（amtliche Vorprüfung）が実施されない場合、助かる見込みのない哀れな人々や、これらの人々を同情で救おうとする者たちについてはどうすべきなのか。

1　国家官庁（Staatsbehörde）による解禁

今日の国家はこの種の殺害に対して国家のほうから行動を起こせないから、ことの始まりはむしろ、

①解禁を申請するという形式で一定の申請資格のある者に委ねられるべきである。第一のグループでは、死が切迫した（tödlich）患者自身、あるいはその主治医、あるいは患者によって申請行為を委ねられた別の者、とりわけ近親者の一人が申請者になることができる。

②この申請は国家官庁に対して行われる。国家官庁の第一の任務はもっぱら解禁のための前提条件を確定することにある。確定されるべき内容は、助かる見込みのない疾患であるか、治療不能な知的障碍であるか、あるいは、第一のグループの事例では考慮に値する同意能力を患者が持っているのか、ということである。

確定には専門知識が必要であるから、官庁のなかに特別の担当者が任命されなけれ

ばならない。すなわち、**身体疾患を診る医師一名、精神科医もしくは精神疾患に精通した二人目の医師**、それに法に通暁した**法律家一名**である。この三名だけが表決権を持つ。この**解禁審査委員会**に審議をリードする委員長を置くことは目的に適ったことだろう。ただし、この場合には委員長には表決権はない。というのは、先の三名の内の一人が委員長に任命されると、他の二人よりも強い発言力を持つことになるが、それは望ましくないからである。解禁が認められるためには全員一致が必要とされよう。申請者と患者の担当医は委員会の構成員にはなれない。

この国家委員会には検証と証人尋問の権利が与えられねばならない。

③決定自体はただ次のようにのみ言い渡されるべきである。すなわち、患者の状態を検査した結果、現在の医学水準に照らす限り、患者は治療不能と考えられること。患者の同意がある場合には、その信憑性を疑ういかなる理由もないこと。したがって、患者の殺害を妨げるべき理由は何もなく、状況に最も適した方法で患者を病苦から救済する準備が申請者に委ねられること。

いずれの者にも**殺害の権利**はないし、ましてや**殺害の義務**もない。もちろん申請者にもない。**実行は患者に対する率直な同情からなされなければならない。**もとより、同意を厳粛に表明した患者は、いつでもそれを撤回することができ、それによって解禁の前提条件並びにその結果として解禁そのものを覆すことができる。

委員会が個別事例の検査結果を公表する際には、個別の事情に最も適した安楽死の手段を明示しておくことを薦めたい。**というのは、救済は何としても痛みを伴ってはならず、そのためには専門家だけに手段を用いる資格があるからである。**

④遂行の手続きに関して**詳細な実施計画書**が解禁審査委員会に送付されるべきである。

2　解禁の前提条件があるとの想定のもとで独断的に実行された治療不能患者の殺害

以上の決まったやり方がいつでも通用するとは限らない。入り口に踏み入ることとすら一度も考えられないという場合もあれば、極めて緊急を要するとき、そのやり方に則ることで時間がかかってしまい、かえって治療不能な患者を耐え難い苦痛に曝し続けるというような場合もあろう。

こうした場合、我々は次のような二者択一の前に立たされる。**実行上のさまざまな困難のために、助かる見込みのない人を無情ながら最期まで苦痛に苛まれるままにし、家族や主治医が同情しつつも何もできないように無理強いするのか。それとも、「当**

事者」が〔あえて法を破る〕危険を冒し、許される殺害の前提条件そのものを自分で確かめ、その結果に基づいて良心に従って行動することを禁じないのか。

私は一瞬たりとも躊躇せずに後者を選択する。

仮に誰かが治療不能な人を救済するために殺害したとしよう。その際、治療不能な患者の同意があろうと、患者が同意を疑いなく与えるだろうとの想定のもとであろうと、あるいは、たんに意識のない昏睡状態のゆえに同意が妨げられていようと、それは問わない。これらの場合に私見では、実行者と幇助者には法律上無罪とされる可能性が考慮され、また、事後に解禁の前提条件が存在したものと確認されるならば、無罪とされなければならないだろう。

この事例では実行者に「**説明義務**」が課されるべきである。すなわち、その行為について遂行直後に解禁審査委員会に報告する義務のことである。

他方で、場合によっては過失殺ゆえに、それに相当する刑罰が科される必要もあろう。この過失殺についてプロイセン〔一般〕ラント法の規定では、殺害を許す前提条件が存在するものと実行者が不当にも仮定した場合に成り立つ。真に故意から命を終わらせた行為についてはここでは問題にならない。

以上、我々の提案によれば、第三者による殺害で許されるものとして、二つの新たな種類があることになる。**その一つは明確に解禁された殺害実行であり、今一つは具体的な場面で解禁の前提条件があるとの正当な仮定のもとに申請権者が独断的に行った殺害である。**

第六章　解禁に伴う誤謬可能性の考慮(55)

二番目の〔良心に基づく独断的な〕種類の殺害では、実行者が誤謬《ごびゅう》（Irrtum）を犯す恐れがあるし、それが許し難い場合には処罰の対象にもなる。

しかし、広範な国民にとってとりわけ問題だと感じられるのは、行政が間違った根拠から公的に解禁した殺害の場合であろう。だからこそ、我々の提案に対しては次のような異議が唱えられるのである。治療不能という診断は不確実であるから、「奇蹟」や医師の技量次第ではひょっとして最終的には助けることができたかもしれないのに、行政が公的に解禁することで、人の利益に反することがもたらされるのではないか、といった異議である。もしも本当にそんなことになるならば、これほど不快なことはなかろう。

解禁審査委員会での決定には全員一致が必要だが、それでも誤謬を犯す可能性は否定できない。精神遅滞の人たち〔重度の知的障碍者〕（Idioten）の場合でのみ、誤謬はほぼ回避されよう。誤謬というものは人の行為に付きものではある。しかし、だからと言って、このような欠点がありうることを考慮して、どんなに有益で人助けになる行為であろうと実行すべきではない、などという愚かな結論をそこから引き出す者はいないはずである。委員会の外部にいる〔一般の〕医師もまた誤謬に曝されているから、極めて好ましくない結果がもたらされる可能性はある。しかしその可能性をもって当該医師が医業から締め出されるということはない。それと同様である。**たとえ誤謬の恐れがあろうとも、善きことや道理に適ったことは実行されなければならない。**

いまや誤謬が犯された行為は何千にも達するだろうが、それらの場合には誤謬なるものが事後に検証されるべきである。その一方で、解禁審査委員会に申し立てられた誤謬を証明することは極めて困難であって、せいぜい延命が想定できたはずだという程度までにしか及ばないだろう。

しかし、本当に誤謬であったことがひとたび証明されたならば、人類はいまや一人の命を失ったことになる。確かに、避け難いとされた死を幸運にも免れた後でも、その命がなおも貴重なものになる場合もあろう。しかしたいていの場合には、中程度の価値を超えることはほとんどないだろう。もちろん家族にとってその喪失は非常に重いものである。とはいえ、人類はこれまで誤謬によって膨大な数の家族を失っているから、一人の死が多かれ少なかれ現実に重みを持つことはほとんどないのである。

しかも、重病で死の淵にあった人が救われたとして、はたしてその生命の維持はいつも祝福に満ちているのだろうか。重症疾患の後遺症のせいで、なおもひどく苦しみ続けたかもしれない。後になればなるほど過酷な運命に打ちのめされることだってある。ひどく苦しんで死んだかもしれない。そう考えると、予定より早いとはいえ、当人はむしろ安らかな眠りにつけたのだ。

維持されていた場合の余命の価格（Kaufpreis）は、助かる見込みのない多くの患者が苦しみから救済されたことに比べると、これを超えるものではないと考えられる。自殺に関する実に優れた論文のなかでガウプ（S. 24〔原注（8）〕）は、頭に一一個の弾丸を受け、その内の一個が脳髄に、四個が頭蓋骨に留まっていた一人の緊張病患者（Katatoniker）についてこう報告している。「長期療養の末に傷は癒えたが、引き続いて深い混迷に陥り、最終的には知的障碍〔者〕（blöde）となった」と。

現代の何と恐るべき証言であろうか！　際限のない時間の浪費と忍耐と心配を伴い

ながら、我々は価値を認め難い命（Leben negativen Wertes）を維持するために苦労しているのだが、道理を重んじる人であれば、むしろその命が消滅してしまうことをきっと望むに違いない。**我々の同情心は高じてしまうと、正しい程度というものをはるかに超えて不気味なものにまで達する。死期を悟った治療不能な患者に対して、安らかな死による救済を喜んで認めようとしないとすれば、それはもはや同情ではなく、その反対の非情にほかならない**[56]。

それ以外の同情からするどんな行為でも誤謬はあるし、悪い結末に終わってしまう場合がないわけでもない。とはいえ、そうした誤謬を指摘することで、人間性の最も美しい特質を発揮することを制限したいと思う者などいるであろうか。

II

医師による論評

医学博士

アルフレート・ホッヘ教授

フライブルク・イム・ブライスガウ

第一部「法律家の見解」ではすでにさまざまな点が論じられているから、それらを**医師の立場**からあらためて同じように考察する必要はないし、**自殺の**法的な**性格や同意者殺害**の法的状態をさらに詳しく取り上げるべきでもない。だが、それ以外のあらゆることは我々**医師**に密接に関連しており、他者の（fremd）身体への当の侵襲がはたして有罪か無罪かといった疑念の数々が、**職業柄**どうしても頭をよぎらずにはおかないのである。だから、医師と殺人一般との関係には特別の議論を必要とする。

周知のように、法律で厳密に定められた状況では、他者の身体への侵襲があっても無罪とされる（正当防衛、緊急事態）。医師の場合、他者の生命との関係についてはすべからず」という否定的な規定が法律にはあるとはいえ、実際に取られている行動では特殊な**医師の倫理観**がその支えとなっている。ただし、一般には普通ほとんど意識されていないことだが、その倫理観がどこかに書き留められているわけではない。もちろん、それに関する二、三の著作がないこともない。しかし、それらは多くの医師には知られていないし、著者個人の仕事ぶりを描いているにすぎないのであって、それを越えて条文として効力を有しているような医師の道徳律は何もない。要するに、いかなる「**道徳的な服務命令**」もないのである。

若い医師は実地で診療を行う際、法律にはいかなる権利や義務も明記されておらず、しかもまさに重要な点でそうなのだということを知らないでいる。以前なら、医師の宣誓には若干の一般義務が含まれていたものだが〔具体的には「ヒポクラテスの誓い」〕、それももはや存在しない。研修医が服務命令代わりに携えるのは、大学での師の後ろ姿であり、個別症例の診察後に持たれるその時々のカンファレンス、助手をしながら学んだこと、文献から受けた一般的な医師観、それに医業の特有性から推し量って得られたもろもろの結論なのである。もっとも、ある程度の方向づけは、開業法や健康保険組合との契約などで与えられるが、それとて決定的ではない。また、医師が少し距離を置いて注目するものに、刑法典の幾つかの条文や、同業の医師に対する懲戒裁判を通して認識される監視の目もある。しかし、以上のすべての点で医師に問われているのはたいてい、してはならないことに関わる消極的な拘束であって、積極的な命令ではない。結局、医師がしてよいことやすべきことが生じてくるのは、**職業身分観から**なのである。この前提には、医師は一般社会の倫理規範に従って行動すべきであるという、どんな状況にもあてはまる義務がある。これに付け加えて、患者を癒やし、痛みを取り除くか鎮め、生命を維持し、できるだけ延命するといった職業上の義務がある。

そうした通例にも例外がないわけではない。医師は実地診療のなかでやむをえず**命を終わらせる**ことがある（母体保護のために新生児の命を絶つことや、同じく実際上の理由から処置する妊娠中絶）。この種の手術が許されるとはどこにも明文化されていない。**より高い法益の確保**のために行われたという観点からたんに無罪とされているにすぎない。その場合でも前提として実施時に、医術の慣例が尊重されていたか、患者本人あるいは法定代理人または家族との間に不可欠のコミュニケーションが成り立っていたかなどといった、当然なされるべき比較考量が優先されなくてはならない。

同様に、外科医が職業として専門的に行う**身体への傷害行為**についても、許されるとはどこにも明文化されていない。それが無罪とされるのは、必要性の吟味と実施の入念な準備との関連で医術の慣例が考慮された場合にすぎない。その際、すべての侵襲手術では暗黙の内に**一定程度の死亡率が計算されている**。これを最小限度に抑えるために医師は懸命に技量を磨いているのだが、ゼロにすることは誰にもできない。反対に、手術をしたからこそ、人の命が絶たれたという事例も生じるのである。我々の道徳感情はそのような事態と完全に折り合いをつけている。多数者の回復というより高い法益のためには少数者の犠牲は避けられない。ただし、犠牲にされるにせよ、個々の事例で侵襲に対する患者あるいは法定代理人の同意が確かに得られたという保証がなければならない。さらに通常はその前提として、医師は自分の持てる最高の知識に基づき、健康の回復と生命を落とす危険のそれぞれの**確率を比較しながら**患者に説明をしておくべきである。

上で触れた問題のほかにも、医師はしばしば道徳上疑わしい状況で生命への侵襲という問題に直面する。

治療不能な疾患や同様の精神欠陥状態（geistige Defektzustände）の場合、家族によって「すぐにでも終わりにしてほしい」という願いが表明されるのは珍しいことではない。

つい先頃も、自殺未遂の末に意識のない昏睡状態に陥った女性の家族が私のところにやってきて、家族の「つまはじき者」である彼女を決して蘇生させないでほしいと懇願したのである。絶望的で時には痛みに苛まれている命を積極的に短縮することを医師が拒もうものなら、激高して非難し出すような家族もいる。にもかかわらず、そうした感情の突発から一歩進めて殺害の決意に踏み出すことは、あるいは家族の側の明確な同意があったとしても、途方もない一歩を意味する。なぜなら、人間という生きものはしょせん気が変わるものであって、医師がたとえ今日は家族の切なる望みを受けて命を短縮したとしても、明日になれば非難や刑事告発の対象にならないという保証はどこにもないからである。

医師にはときおり、特定の状況で**学問上の関心から**人の生命へ介入したいという誘惑に駆られることもある。私も最初の助手時代に、結局は打ち勝ったとはいえ、この種の誘惑に駆られたことを想い出す。その子は学問上興味深い稀な脳疾患にかかっており、今にも死にそうで、ほぼ二十四時間以内に死を迎えることが確実な状態だった。**病院で**死んだのなら、我々はまさに病理解剖を通して診断で期待された予想結果を入手できたのだった。ところがちょうどそこに父親が現れ、その子を家に連れて帰りたいと切望したのである。そういうわけで、連れて帰ると言われる**前に**死んでいたのなら確実にできたはずの解剖の機会を失った。当時、私がモルヒネ注射によってどのみち絶対確実に近づきつつあった死を数時間だけ**早めた**とすれば、それは容易なことだったし、その行為が外部に露見する心配もまったくなかったろう。しかし私は結局そうしなかった。学問上の認識に対する**私の個人的な願い**が、いかなる命も短縮してはならないとする医師の義務に比べて、申し分なく重大な法益とは思えなかったからである。

例えば、上のような状況で決定的な知見が得られ、**将来多くの人命を助けること**が期待されるような場合、いかに決断しなければならないかという問題はより高い見地から答えられるべきものであろう。

このようなジレンマが別の形をとって医師に関わってくることも少なくない。**放置**（passives Geschehenlassen）、すなわち応急処置をしないことによって患者を死ぬがままに任せるべきかどうかという問題に直面したときである。具体的には、その人が自分の意志で生命を放棄したいと望み、自ら何らかのやり方で自殺を試みて、まさに瀕死の状態に陥っているような場合である。

そうした状況では運命の成り行きに委ねてもよいのではないかという誘惑がとりわけ強くなるのは、治療不能な精神病患者（Geisteskranke）が対象になる場合である。その人たちにあっては**どのような場合であれ**、死が優先されるべきだからである。（言うまでもないことだが、例えば軽度で治療可能なうつ病の患者の場合には、死を切望する動機は**一過性にすぎず**、**これを真に受けると見当違い**ということになる。したがって、〔この場合には〕問題そのものが生じえない。）

以上の事例はすべて私自身の経験に基づいている。そのように手短に列挙しただけでも、医師の日常ではすでに、片や医師規範における強固な原則と、片や生きている価値（Lebenswert）をめぐるより高い見地からの要求との間で、いかにとてつもなく複雑な比較をしなければならないかということがわかる。人命をあらゆる状況で維持すべきだという**原則的には**承認されうる使命に対して、医師は絶対的な関係を持ってはいない。むしろその関係は相対的にすぎなくて、新たな状況では変わらざるをえず、常に新たに検証されるべきものである。医師の倫理観を永遠に変化することのない代物と見るべきではない。歴史的な展開を振り返るならば、この点での変遷は十分に明確である。例えば、治療不能な患者の殺害や精神的に死せる者（geistig Toter）の排除（Beseitigung）は、たんに罪のない所業と見なされるだけではない。社会一般の福祉（Wohlfahrt）にとっても望ましい目標と見なされ、しかも誰からもそう承認されてきたのである。そうした史実を目にする限り、医師の倫理観には、少なくともそれらを頭から否定するような反対理由が見出せるなどということはありえないだろう。

医師が**臨終の場面**で疑いもなく良心の呵責からの解放（Entlastung）を感じることがあるとすれば、それは無条件の延命を命じる〔カント的な〕**定言命令**によって自分の行動を締めつけられたり、抑えられたりすることがもはやなくなった場合だろう。その命令については先にビンディングの挙げた原注（54）で指摘されたように（一〇七ページ）、私も現行法を踏まえて支持していたのだが、現在ではもしも修正ができるなら、「それは**以前には**不可欠の要求であった」と言い直したい。医師（または医師の指示を受けた看護師や家族）によって死に瀕している病人（Sterbenden）に対して行われる延命措置は、普通なら必要だし、病人にも良いことだとされている。しかし、実際のところは、当の病人にしてみれば、それはしばしば悪（Übel）であり、悩みの種（Belästigung）であり、苦痛（Quälerei）なのであって、それはちょうど、健康だが疲れて眠っている人を無理矢理に起こそうと繰り返し刺激を与えることに等しい。そうまでして延命措置になぜ固執するのかと言えば、圧倒的に多数の事例で見られることだが、**死に瀕している病人の内面状態**に関して世間では間違ったイメージが定着しているからである。すなわち、死に瀕している病人は、痛みを感じないように混濁させられているか、さもなければ、疾患による痛みやそのほかの不快なことのせいで長らく疲弊した末だからこそ、今では休息と眠りだけを望んでいる。だから、昏睡状態に完全に落ち込むことを妨害したり阻止したりする人たちに対して、本来は感じているはずの感謝の気持ちを示せないでいるに違いない、という内容の思い込みである。要するに、安息を邪魔する延命行為の裏側にどんな善意があるのかを死に瀕している病人はまったく認識できないでいるといったイメージであるが、実際にはこれが間違いの元なのだ。

可能な限りの延命ということ自体は医師義務の原理として承認されてよい。しかし、それが極端にまで推し進められるならば、愚蒙《ぐもう》に転じることだろう。すなわち、「親切転じて悩みの種となれり」。

医師である私の立場からすれば、「法律家の見解」に対する考察の中心は、やはり先の四六ページで定式化された問題、「**法益たる資格が甚だしく損なわれたがために、生を存続させることが、その担い手自身にとっても、社会にとっても一切の価値を持続的に失ってしまったような人の命というものはあろうか**」に応えることになるはずである。

この問題は**一般的には**何よりも明確な形で肯定されなければならない。しかし具体的には、これに該当する**二つのグループ**の実例に関して「法律家の見解」で取られた見方は、なるほど実情に対応したものではあろうが、もはや生きている価値がないと一括して見られる人々の間にも、相当大きな違いがあるから、その点を無視してはならないと言うべきである。つまり、疾患や傷害のせいで助かる見込みのない絶望的な人たちから成る第一のグループでは、主観的に見られた生の価値と客観的に見られた生の価値とは常に一様に破棄されるわけではない。ところが、**治療不能な知的障碍者**から成っており、数としては圧倒的に多い第二のグループでは、生を存続させることは社会にとっても、その担い手である本人自身にとってもいかなる価値もないのである。

いかんともし難い治療不能な知的障碍（Blödsinn）の状態、もう少し親しみやすい（freundlicher）表現を用いれば**精神的な死の状態**（Zustände geistigen Todes）となるが、これは、医師の内でもとりわけ精神科医と神経内科医にとっては頻繁に目にするものである。

それを実情に合わせて**二つの**サブグループに分けてみる。

①**精神的に十分な能力があった人生、もしくは少なくとも平均的であった人生が続いた後で**、精神的な死に至った場合。

②**生得的な**脳の病変、**もしくは誕生後のごく初期に罹った**脳の病変（Gehirnveränderungen）が原因で、精神的な死が生じた場合。

医師でない読者のために一言述べておくと、精神的な死の第一サブグループに至る道は幾つかある。まず**老化による脳の病変**、次に**梅毒による脳軟化つまり麻痺性痴呆**（Dementia paralytica）、さらに**動脈硬化による脳の病変**、最後に**青年期に進行する知的**

障碍〔早発性痴呆〔今日でいう統合失調症〕、Dementia praecox〕の一大グループである。ただし、最後のグループで重度の精神廃疾〔geistige Verödung〕に至るのは一定の割合にすぎない。

第二サブグループで問題となるのは、脳のひどい**奇形**〔Mißbildung〕、すなわち〔広狭の範囲はさまざまであれ〕個々の部位の欠損であるか、誕生後にも影響が出てくるような母胎内での発達の**阻害**〔Hemmung〕であるか、それとも、誕生後に罹った**疾患の経過**によってそれ自体は正常だった脳組織の発達が損なわれることである〔それらにはしばしばてんかん発作や別の運動性麻痺現象が伴う〕。

両サブグループとも同程度の高い割合で精神廃疾に至る**可能性がある**。とはいえ、我々の目的からすれば、精神的な態様の違いを考慮すべきである。それを喩えるなら、散在しているだけでいまだ手が着けられていない建築用の石材〔第二サブグループ〕と、倒壊した建物の瓦礫《がれき》の山〔第一サブグループ〕との違いである。専門家が精神の欠陥像〔Defektbild〕を見れば、精神的に死せる者の病歴を調べたり、身体を診察したりしなくとも、早期のものか、後になって発症したものかが区別できる。

周囲の世界〔Umwelt〕への関わり方の点でも、精神的に死せる者の二つのサブグループの間には、我々の考察にとって本質的な違いが見られる。極めて早期に発症したグループでは、周囲の人々（Umgebung）との精神的な絆（Rapport）が成り立つことは**決してない**が、後期の発症ではその絆がおそらくかなりの程度で成り立つ。それだから、周囲の人々や親族や友人が後者に対して持つ関係は、主観的には前者に対するものとはまったく異なっている。つまり、まったく異なる「**感情価値**（Affektionswert）」を帯びることができ、憐れみや感謝の気持ちが向けられるのである。感傷的な想い出の数々が患者の姿に結びついて、付き添う周囲の健康な人々には患者からの反応が何も感じられなくなったとしても、消えてしまうことはない。

以上の理由があるからこそ、精神的に死せる者の一群から生きるに値しない命を選び出し、これを終わらせるかどうかを決める問題に関して、このような者たちの違いに応じて異なった基準が適用されるべきだろう。

周囲の人々や施設、国家などが背負うことになる**経済と道徳の面の負担**でも、精神的に死せる者だから誰でも皆同じというわけではない。一番僅少で済むのは、どのような性質であれ、ともかく脳軟化つまり麻痺性痴呆の場合である。この場合、完全なる精神的な死が語られた瞬間から死に至るまでの生存期間は、ふつう（せいぜい）**二〜三年**にすぎない。それよりもわずかに長い生存期間が見られるのは、**老人性認知症**の場合である。**青年期に発症した**精神廃疾者では、事情によってはその状態が二〇年も三〇年も続くことがある。他方、生まれつきの脳病変に起因する**白痴〔最重度の知的障碍〕**（Vollidiotie）の場合には、生存とそれゆえに必要な他者による世話は**二世代**か、それ以上にわたることがある。

とするならば、経済面に関する限り、〔精神遅滞の人たちの内でも〕**白痴の人たち〔最重度の知的障碍者〕**（Vollidioten）こそは、完全なる精神的な死のすべての前提条件を一番に満たすと同時に、**誰にとっても最も重荷となる連中**（Existenz）**となろう**。

この負担の一部は〔国家〕財政上の問題であって、これは施設の年度収支報告書を調べることで計算できる。私は全ドイツの該当する施設にアンケートを送って必要な資料を入手すべく努めた。そこからわかったことであるが、精神遅滞の人たち（Idioten）の養護にこれまでは〔4〕年間一人あたり平均一三〇〇マルクかかっている。ドイツには今〔施設外で〕存命している者と施設で養護されている者(1)との両方を合わせると、すべての精神遅滞の人たちは推定でほぼ二万人から三万人になる。それぞれの平均寿命を五〇年と仮定すると、容易に推察されるように、**何とも莫大な財**が食品や衣服や暖房の名目で国民財産から非生産的な（unproduktiv）目的のために費やされることになる。

実際上の負担は以上ですべて尽くされたわけではない。

精神遅滞の人たちの世話をする施設はそれだけで手一杯であって別の活動などできない。民間施設の場合には借入金の利子を計算に入れる必要がある。何千何万もの入所者を世話する介護職員はまったく実りのない職務に拘束され、生産的な（fördernd）仕事から離れざるをえない。痛ましいのは、各世代の介護職員が空っぽの人間容器（leere Menschenhülsen）の世話に明け暮れて年を取ることであって、そうした人間容器で七十歳以上に達する者も少なくないという。

これらのお荷物連中（Ballastexistenzen）に必要とされる経費があらゆる面で正当なものであるのかという問題は、過去の豊かな時代には差し迫ったものではなかった。しかしいまや事情は変わったから、我々はそれに真剣に取り組まざるをえない。我々の置かれた状況はちょうど困難極まりない探検の隊員たちが直面するようなものである。探検隊の企てが成就するための**前提条件は**隊員全員が最大限の力を発揮することである。二分の一とか、四分の一や八分の一の力ではとてもおぼつかない。わがドイツ人に課せられた長期の任務、それは全ドイツ人の可能性を統合して最高度にまで高めること、つまり、生産的な目的のために各人の持てる力を拠出することである。しかし、この任務の遂行は近代の努力目標には対立する。すなわち、すべての種類の病弱者（Schwächlinge）をできる限り**扶養し**、精神的には死んでいないが身体組織上はいささかたりとも価値のない者をも含めて、それらすべての連中（Elementen）に世話と保護を施そうとしてきた努力目標のことである。その努力があったからこそ、これらの欠陥人間たち（Defektmenschen）を**繁殖の営み**（Fortpflanzung）から排除する（ausschließen）ことは、これまで不可能だったし、真面目に試みられもしなかったのである。

これらの代物（Dinge）を何とか法律で処理しようとする試みが途方もなく困難であるのは、今後ともずっと変わらないだろう。また、完全に無価値で精神的に死せる者（völlig wertloser, geistig Toter）の命を終わらせる行為を解禁することで、わが国民の重荷（Überbürdung）を軽減しようとするような考えは、今日でも、おそらくまた後の時代でも反感に満ち満ちた激しい異議に出くわすことだろう。その激しさの理由にはさまざまあろう（新しいものや見慣れないものへの反感、宗教上の疑念、感傷好みの心情など）。それゆえ、本書のようにできる限り理解しやすい結果に達することへと向けられた研究では、問題の扱い方は何よりも可能性と制約をめぐる理論的な論究という形を取るべきであって、たんなる「問題提起」に終わってはならない。

精神的な死ゆえにあらゆる価値のない状態では、この状態で生存することに関する本人の主観的な権利と、客観的な合目的性や必要性とが矛盾する。

その矛盾を解消するやり方がこれまで、人類史の各時代や地球の各地で人間性（Humanität）がどの程度まで達成されたのかを測る尺度（Maßstab）となっていた。人間性が今日の水準に達するまでには、数千年を超えて発展する長く労苦に満ちた歩みを要したが、その一部にキリスト教思想が本質的に関与している。

国家の**より高い**人倫の立場から見る限り、おそらく疑う余地もないことだが、生きるに値しない命を**無条件に**扶養しようとしてきた努力は行き過ぎ（Übertreibung）だった。我々は物ごとの本質からかけ離れた観点に立ってしまい、この問題に関して国家をまさに固有の法と権利を持った全体という意味で有機体として考察するのを忘れていたのである。国家有機体とは、喩えて言えば調和のとれた人体のような全体であって、我々医師なら知っているように、そこでは全体の安寧（Wohlfahrt）のために用済みになったか、有害であるような部分や断片は放棄され、切り捨てられるのである。

上述したお荷物連中の概観と手短な考察からわかるように、その大半の者については意識的な切り捨て（Abstoßung）、すなわち**排除**（Beseitigung）という問題が提起されることはない。また、我々が迎えている窮乏の時代にあっても、精神的に死んでいない限りは、身体に欠陥のある人や寝たきりの人の世話を止めることはないだろう。さらに、身体や精神を病んだ人たちを最後の最後まで治療することも、病状が好転するという見通しが少しでもある限りは止めないだろう。しかし、ひょっとしたらいつの日にか、次のような見解の機が熟するかもしれない。すなわち、**精神的に完全に死せる者の排除は決して犯罪でもなければ、不道徳行為でも、感情を逆撫でする暴挙でもなく、むしろ許された有益な行動なのだ**という見解である。

さて、ここで何よりも我々の関心を呼ぶのは、どのような**性質と働き**が精神的な死の状態を適切に特徴づけるのかという問題である。**外面**に関しては容易に認識できる。すなわち、人間の社会では精神的に死せる者の**異様に映る身体特徴、一切の生産的な能力の欠如**、第三者による**扶助を必要とする完全な無力状態**である。

内面の状態に関して精神的な死の概念に含まれるのは、明晰な観念や感情や意志の動きが脳の器質的な損傷ゆえに生じないこと、意識のなかで世界像を呼び起こす可能性がないこと、精神的に死せる者の側から周囲の世界に感情的に関わることはないことである（もちろん、彼らとて第三者の側から愛情を向けられる対象になることはある）。

とはいえ、本質的なことは以上の点ではない。そうではなくむしろ、自分を同じ自分として意識するようになる可能性の欠如、つまりは**自己意識の欠如**なのである。精神的に死せる者が位置する**知的**水準（intellektuelles Niveau）は動物界でもかなり下等なほうであり、感情にしても動物の生存に直結した原始的な（elementarst）段階を超えるものではない。
したがって、精神的に死せる者はまた、内側から**主観的に生きたいと要求〔請求〕（Anspruch）すること**もできないし、何らかの別な精神的な訴えを示すこともできない。最後の内発的な要求〔請求〕という点は、表面だけを見ると本質的なものにはとても思えないかもしれないが、実際には重要であって、これがあるからこそ、精神的に死せる者を排除しても、それ以外の殺害と同一視されることが**ない**のである。純法律的に見れば、人の命を終わらせる行為が常に同じ意味を持つというわけではない。

命を終わらせる行為に違いが出てくるのは、まずは殺害者の抱く動機からである（謀殺、故殺、過失、正当防衛、決闘などによる相違）。しかしそれだけではなく、被害者が生に関する要求〔請求〕を持っていたかどうかでも違ってくる。人の意思に反した故意の殺害が死刑へと通じている一方で、要請に基づく殺害（Tötung auf Verlangen）は数年の軽懲役刑を科せられるにすぎない。もちろん、他者の身体に介入するという行為では両者に違いはない。さらに、要請に基づく殺害のほうが、たとえ疑わしい場合であっても、謀殺よりもずっと冷静で、計画性があり、十分に考慮した振る舞いを意味しよう。そのうえ要請に基づく殺害は、とりわけ、殺害される人が、生への主観的な要求〔請求〕を自ら放棄し、逆に死に関する権利をすら主張したがために、故意の殺害よりもいっそう寛大に受け取られることだろう。（もとより、治療可能な精神病患者のなかには、生に関する主観的な要求〔請求〕を持たないどころか、殺してもらうことを熱烈に要求〔請求〕する者もいるという事情があるにせよ、以上の考察は変わらない。その要求〔請求〕は一過性の病的な動機から出てきたものにすぎないからで、まともな考慮に値しない。なお、この場合は精神的な死の状態ではまったくない。）

精神的に死せる者の場合には、実質すなわち脳の状態からして主観的に何かを要求〔請求〕することなどできない。ということは、とくに生きることも要求〔請求〕できないのだから、そもそもいかなる主観的な要求〔請求〕も侵害されることはない。

精神的に死せる者の内面状態を問題にしたことから直ちに明らかになったのは、彼らに対して**同情**（Mitleid）という観点を持ち出すのは間違いだということである。生きるに値しない命に寄せられる同情の根底には、一掃するのも困難な錯誤がある。より適切に言えば認識不足がある。この認識不足のせいで、大半の人々は自分とは異なる生きもののなかに思考や感情を投影するのであるが、それはまさに謬見《びゅうけん》であって、ヨーロッパ人に見られる**行き過ぎた**（Auswüchse）動物崇拝の源泉の一つでもある。「同情」とは、生きていても死に瀕していても、精神的に死せる者に寄せられる最後の感情発露ではある。しかし、いかなる苦しみ（Leiden）もないところには、共に苦しむということ〔同情〕（mit-Leiden）もまた成り立ちようがないのである。

そうした頑迷さにもかかわらず、この新しい問題に関して転換と刷新がごくゆっくりとではあるが生じることだろう。その際、今日以上に全員によって最高度に共有されねばならないのは、次のような気持ちである。すなわち、全体の利益と比較するならば、個々人には存在意義はないという意識、無駄な仕事を放棄して利用できるすべての力を結集すべきだという断固たる義務感、困難で心の痛みをともなう事業への参加こそは人の取るべき最も責任ある行動にほかならないという感情である。これらの気持ちこそが先であって、上述の見解が承認されるとすればその後ということになろう。人が一般に偉大で強い気持ちになれるのは、特別な場合で、しかもいつも短期間でのことにすぎない。だからこそ、この方向で貫かれた特別な活動がかくも強い感銘を与えるのである。例えば、グリーリーの極地報告を読むとき、我々は悲痛なる共感の念を懐《いだ》く。彼は仲間の生存確率を上げるために、隊員の一人が配給食料では我慢できずにそれ以上を要求して全員を危険に陥れるのを防ごうとして、腕力では誰もかなわないその者を銃殺せざるをえなかった。あるいは、スコット隊長と部下たちの物語を読むときも同情の念を禁じ得ない。彼らは南極点からの帰路、仲間の生存のために黙って犠牲となり、自ら進んでテントの外に出て氷中で凍死したのである。

このような英雄的な魂の気分の一片でもよいから、我々としてはぜひとも授かりたいものである。これまで理論的に論じてきた可能性の実現などはその後になる。

最後に、ここで医師の判断の問題としてなお残るのは、これまでの叙述との関連のなかで行為の誤謬〔錯誤〕や濫用が起こることに対して、どこまで**技術的な安全策**を立てる必要があるのかということである。

何よりもまず、至極当然なこととして想起されるのは、ここで主張された考え方が実現されると、**犯罪の濫用**に扉を開きかねないという懸念である。普通の市民は自分たちの私生活に何かと介入してくる立法上の事柄に対して不信の念を抱いて不断に警戒しているから、このような濫用の可能性についても臭いをかぎつけては声を上げる。この不信の根っこには同じ傾向の感情や考えがあって、易々とこう想定する。例えば、処罰を受ける場合でも医師から証明書をもらって責任逃れをすることくらい、金持ちにとっては造作もないことであるとか、医師の証明書は素人を完全に信じ込ませたり、本物と思わせたりする力があるから、それによって精神的に健康な人や禁治産者が家族の利己的な思惑から施設に収容され続けている、といった類の思い込みである。しかし、こうした見方をするならば、行き着くところ、立法が実際には本来の目的に反しているのではないのかという疑いが強くなってくる。この一例としては、禁治産者の認定問題において検察官の提訴権が以前から制限されてきたこと（飲酒癖に関して）を指摘できる。

このような懸念に対して**安全策**があるとすれば、それは**技術**を詳細に検討することで得られるはずであろう。

この点でまずもって論じられなければならないのは、生の担い手自身にとっても、また社会にとっても最終的に価値を失った事例を、見当違い（Fehlgriffe）や誤謬（Irrtümer）を確実に**除外**することで、うまく選び出すことができるのかという問題である。

しかし、これは素人だけが抱く憂慮にすぎない。医師にとってその選び出しが一〇〇％の確実さをもって行われることに些かの疑いもない。ただし、その場合の確実さの基準（Maße）は、処刑されるべき犯罪者が精神的に健康なのか、それとも病気なのかという問題を決める際の基準とは異なる。

医師はもはや疑問の余地すらない数多くの学問的な規準（Kriterien）を有しており、

それらに拠ることで精神的に死せる者が**改善不能**であることを認識できる。幼少期から存続する精神的な死の状態に関して言えば、この判定こそは最重要問題であると提起したわけであるから、それだけにいっそう多くの規準が存在する。

もとより、医師といえども、二、三歳児に対して、精神的な死がどの程度まで継続するのかを確実に主張しようとはしないだろう。とはいえ、**子供の時期**であっても、その子の死をめぐって将来どうなるかを迷わずに確定できる瞬間はやってくるものである。

本書の「法律家の見解」では、状態の厳密な検査のために招集される**委員会**の構成の性格が論じられている。「委員会」という言葉に言及された際、無駄ではないかという共振音が誰しも内心で聞こえはするが、それでもこの種の委員会の設置は必要なことだと私も確信している。ただし、思うに、個々の構成の性格を論じる以上に差し迫っていることがある。すなわち、いずれの方向であれ、**考えうるすべての〈安全への〉保障を設定することこそ**、そうした考え方の筋道を実現するための前提条件にほかならないと表明することである。

人類全体に関わる重要な問題が展開する様子は、ゲーテによって初めてらせん形でイメージされた。このらせん形の軸心では、幹を取り巻く線が一定の間隔で常に再び**同じ側**に戻ってきては、また通り過ぎながら**そのつど上層**へと向かっていく。

このイメージはいつの日にか、我々の文化問題（Kulturfrage）でも知られるところとなろう。我々が現在では野蛮と見なすような時代がかつてあった。そこでは生きる力のない赤ん坊や子供があたりまえのように間引きされていた。次いで、現在にまで続く段階がやってきた。この段階では、最終的には、たとえどんなに価値のない連中であろうと、**誰彼の区別なく**扶養することが、道徳上の最高の要求と見なされた。しかし、今後新たに到来する時代では、人間性の概念（Humanitätsbegriff）を誇張したり、あのような連中の価値を過大に評価したりする要求が、過酷な犠牲を払ってまで持続的に実現されるなどという事態は、より高い人倫の観点からなくなることであろう。もちろん、以上の見解が今日どこであろうといかなる賛同も得られないばかりか、理解すらもされないだろうことぐらい、私にはわかっている。それでも次のように言いたい。このより高い観点に立つ限り、そのような見解が理解されないからと言って、医師業務の生涯にわたる経験に基づいて、人類の普遍的問題に関わる権利を主張〔要求〕することのできる人たち、すなわち医師たちを〔解禁問題で〕沈黙させてはならないのだ、と。

I 原注

（1）ヨスト『死への権利』(Jost, *Das Recht auf den Tod*, Göttingen, 1895, S. 1)。

（2）ストア派流の言い回しでセネカはこう言っている。「汝が出てきたところへと帰ることは許される」(『書簡集』七〇〔Ep. LXX〕)。

（3）モンテスキュー『ペルシア人の手紙』のなかの見事な第七六信を参照せよ。「いかなる慈善家とも異なるはずの神が自ら望んで、私を押し潰すような恩寵を受けるよう強制なさるだろうか」。また、ヨスト前掲書(S. 36)も参考になる。

（4）フリードリッヒ二世の一七五一年十二月六日の訓令文書は、ドイツで初めて自殺に対する刑罰を廃止した。

（5）とりわけ、フォイエルバッハ『教科書』(Feuerbach, *Lehrbuch*, §241)、ヘフター『教科書』(Heffter, *Lehrbuch*, §227)、リオン(Lion, *Goltdammers Archiv für Strafrecht*, VI, S. 458)、シュッツェ『不可避の共犯』(Schütze, *Nothwendige Teilnahme*, S. 288ff.)。

（6）こう当然のごとく言うのはヤルケ『ハンドブック』(Jarcke, *Handbuch* I,S. 108)とヘップ『試論』(Hepp, *Versuche*, S. 124ff.)である。彼らは自殺を「道徳的に恥ずべきこと」とし、ほかならぬキリスト教の見地から「最大にして最も嫌悪すべき罪」と見なすほどである。リオン前掲書(VI, S. 459)を参照。また、ベルナー『教科書』(Berner, *Lehrbuch*, S. 93)は、「神なきこの行為」に対して心底から嫌悪感を示しはするが、自殺が無罪であることは支持している！ 同様にまた、ごく最近ではノールの学位論文『自殺の強制阻止』(Nohr, *Die zwangsweise Hinderung am Selbstmord*, Breslau, 1916)も参照。彼は自殺を不道徳と考えるばかりか、「国家を危殆に曝すもの」とさえ考えている！　以下の注（27）を参照せよ。

（7）こう的確に指摘するのはホッへ『死について』（Hoche, *Vom Sterben*, S. 25）。

（8）ガウプの報告書『自殺』第二版（Gaupp, *Selbstmord*, 2. Aufl, Müinchen, 1910, S. 22）は極めて注目に値する。調査された一二四人の**自殺遂行**の事例の内、精神的にまったく健康であったのはたったの一人である。

（9）ヨスト前掲書（S. 50）では正当にも次のように言う。「自殺に関して**決まり切った**道徳判断などそもそも存在しない。どの事例もそこではそのつど個別に判定せざるをえない」。また、ガウプ前掲書（S. 32）の傾聴に値する言葉を参照。「ある人が自殺した動機についてはろくに知らないのに、我々が勝手な先入見からその人の価値を云々するとすれば、それは尊大な態度ではなかろうか」。ホッへ前掲書（S. 27）では、「自殺とは確かに生に対して何らかの形で常に敗北を認めることではある。しかし、この生がどれほど生きるに値したのかという問題は、その際決して無視されてはならない」と言う。確かに後者は非常に重要な問題である。ただし、敗北という判断は私見では言い過ぎである。**自殺は生の過度な要求に対する一つの勝利でありうる。なぜならば、名誉を重んじる人はその要求を充足できないからである。**ホッへの次の見解（S. 29）は秀逸である。「**自殺に関して信頼できる報告を受けたとき**、人生のどこかで生きるか死ぬかの問題に一度も直面したことのない人たちの多くは、きっと高い精神性と優れた身体の持ち主であったに違いないと、我々は考えてしまいがちだが、私はそうとは思わない」。ゲーテの『**ファウスト**』でも想起してみるがよい。

（10）「汝殺すなかれ」という十戒の命令はもちろん自殺とは何ら関係しない。

（11）シュッツェ前掲書（S. 278）は、いわゆる自殺共犯を有罪とするために、自殺をあえて罪に問われない犯行と見なしている。しかしそんなやり方は必要なく、別の方法でも目的に到達できる。それについては本書『解禁』二八～二九ページを参照。

(12) 例えば彼の『教科書』第九版（§241, S. 205）を参照。法が興味深いのは二つの見解の間の境界に立っているからである。プーフェンドルフ『自然法』（L. II, Cp. IV, §19）では責任能力のある自殺者についてこう述べられている。「自然法では自殺した者は法に違反したと見なされてきた。……しかしまた、公平な人々の見解では、大きな恐怖は多くの人々が自発的に死ぬことを弁明する根拠となる」。

(13) 非常に注目に値するのは、フォン・リスト（VDBT., V, S. 10）が殺害の近代的な法概念を明確に定義して、「行為者が意思を実行に移すことで人の死の原因となること」としている点である。さらに同じ箇所で「自殺もまた殺害の概念に包摂される」と言う。フォン・リストは自殺の法的性格については沈黙している。ただし、自殺が無罪である点は確定済みとされ、それがすべての「共犯者」に拡げられている。前掲書（S. 133/4）を参照。フォン・リストの定義に依拠して、ルップ『死への権利』（Rupp, *Das Recht auf den Tod*, 1913, S. 1）は、**幼児殺害**や**要請された殺害**と並んで、**自殺**を殺害の違法行為の内、特別減刑される三番目の事例として扱う。自殺の違法性に関してコーラー（Kohler, GA, XLIX, S. 6）によるまさしく信じがたい根拠づけについては（「行為者は命が問題となっている人とは異なる他人である」という「可罰要件」が欠落している）、拙著『規範』（*Normen*, III, S. 227, N. 17）を参照。

(14) 自殺共犯という表現はまったく慣行上のものだが、これは根本的に間違っている。それでも殺害行為への共犯はあくまで可能と思われる。つまり、死者にとっては**自殺**であり、助かった者にとっては**自殺未遂**であったが、共犯者にとっては常に**第三者の殺害**であるといった〔意味での〕共犯である。

(15) もちろんこの解釈論が成り立つのは、教唆および幇助をした者に刑を科する法律が、教唆され幇助された者にその行為の刑を逆に要求する場合である。ドイツ刑法第四八条と第四九条を参照。

(16) 例えば、モンテスキュー『ペルシャ人の手紙』第七六信中の次の言葉を参照。「何ら疑いのないのは、私が自分に与えられた権利を行使しているにすぎないことである」。さらに例えば、アベグ『教科書』(Abegg, *Lehrbuch*, §103, S. 161) を参照せよ。より最近のものでは法的に問題の多いヒラーの論文 (*Das Recht über sich selbst*, Heidelberg, 1908)。同様にシャルノーの学位論文 (Scharnow, *Über die strafrechtliche Behandlung der Selbstverletzung*, Borna, Leipzig, 1912)、とりわけ自殺と自殺共犯の刑罰の章。とくに S. 41ff. を参照。

(17) 自己の生存権を第三者に名目上譲渡することは可能であるが、それはまったく愚かしい見事なまでの虚構の一つである。譲渡した者はそれ以降は権利を持たずに生きる。

(18) 世にいう自殺共犯のどんな事例であれ、統一的な評価対象にはならない。

(19) ドイツ刑法第二一六条からはっきりすることであるが、譲渡可能な殺害権という学説にわが実定法は断固反対する。ドイツ刑法第二一六条では、法律上の同意者を殺害することは違法で有罪と見なされるばかりか、有罪の量刑範囲は広い。

(20) これについてはかつての拙著『ハンドブック』(I, S. 697) を、また、この見解の支持者については (S. 698, N. 9) を参照せよ。私は当時から今日までの間に、極めて様々に誤解されている**許された行為**という概念の輪郭をより明確にしてきた。今ではとくに拙著『規範』(IV, S. 346ff.) を参照。この許された行為を「法律的に無関係な」、法にとって顧慮する必要のない行為と見なすとすれば、それは誤りである。この行為はまさに法が関わる生活のただなかで生じる。法秩序は、この行為が場合によっては秩序そのものに手痛い作用を及ぼすとしても、これを平然と受け入れ、行為者に禁じる必要がないと確信している。

(21) 拙著『ハンドブック』(I, S. 699) を参照。

(22) 「死ぬ自由はいかなる生の境遇にあっても神々が我々に与え賜うたものであって、人がそれを自分には認めても他人には認めないなどということがあってもよいのだろうか」。レッシング

『フィロタス』(*Philotas*)。

(23) それゆえ、拙著『ハンドブック』(S. 701) での自殺幇助者に関する理論的な論評は正しくない。

(24) 拙著『ハンドブック』(I, S. 701, 702) と『教科書』(I, S. 26) を参照。また、コーラー前掲書 (I, S. 144ff.) も参照せよ。

(25) 一般に広まっている傾向は、いわゆる自殺への共犯が無罪であるのを自明と見なしていることである (これに反論するのは、シュトース (Stooß) とフォン・リスト前掲書 (v. Liszt, VDBT., V, S. 134/5, 138)。そこにおいても、生を深く考えたり鋭く観察したりすることがいかに嫌われているかを窺うことができる。AとBが共同正犯者としてBを殺すとすれば、AはBに対する謀殺か故殺か過失殺の**行為者**である。Aは違法に行為したし、**解釈論上でも責任を完全に負わなければならないこと**に疑いの余地はない。共同正犯が殺害された者の要請に基づく場合には、刑法第二一六条が適用される。

殺害された者を自殺へと仕向けた**首謀者** (Urheber) は、殺害した者とまったく同等に位置づけられる。**その者は第三者を違法に殺害した**。しかし、首謀者の概念は現時点ではほとんどの人に理解されていない。

自殺幇助が有罪となるためには、常に特別の刑罰規定を必要とする。多くの法典にはそれが欠落している。**しかし、欠落してよいというわけではない**。考えてみればわかるように、学校の生徒や自殺願望者の自殺を幇助するのは忌まわしいことである。**自殺行為を容易にするいかなる動機も、法が実際に提供することはなかった**。

わがドイツの諸法典は、いわゆる自殺共犯に対して極めて曖昧である。ドイツ刑法と同様、多くの刑法典はこれについて沈黙する。自殺の教唆あるいは誘惑に対しては、当然のように普通殺人の刑罰は適用されていない。しかし、共犯を有罪と認めるのはブラウンシュバイク第一四八条のほか、バーデン第二〇八条、テューリンゲン第一二一条、一八五五年および一八六六年のザクセン第一五八条、ハンブルク第一二一条である。一九〇九年の**ドイツ草案の趣旨説明**（II, S. 644）では非常に憂慮して次のように言う。「自殺の教唆と幇助に刑罰を科する必要は認められえなかった。この種の条文は極めて稀であろう」。いわゆるアメリカの決闘法では何ら特別な顧慮が必要とされていない。一九一一年の**修正草案**では第二五七条のなかで自殺教唆を軽懲役刑（一週以上三年以下）に当たるものとした。「自殺へのそのほかのあらゆる関与は無罪のままである」（これについては**趣旨説明** Motiv, S. 249 を参照）。ここで欠落しているのは、いわゆる教唆が第三者を殺害する完全な首謀行為であるという理解である。自殺正犯に関しては一九一二年のオーストリア草案の第二九〇条を参照（「教唆と幇助の罰」は四週以上三年以下の軽懲役もしくは拘留。感情刺激または虚偽を用いた教唆は「一年以上一〇年以下の禁錮もしくは軽懲役」）。一九一六年のスイス草案第一〇七条では、「利己的な動機に基づく」自殺教唆あるいは自殺幇助に対して五年以下の重懲役もしくは軽懲役が科されている。

（26）フォン・リスト『教科書』（S. 160）の次の主張は誤謬である。「自己傷害行為は原則として、第三者によって害されることを当人が同意することで行われる行為と同様に取り扱われるべきである」。同じくヒラー前掲書（S. 13）も誤謬である。これについては『ビンディング記念論集』（*Binding-Festschrift* II, S. 291）を参照。

（27）拙著『教科書』（I, S. 91）を参照せよ。オルスハオゼン刑法の第二四〇条第三項第一二号。一八七九年十二月二十四日の『帝国最高裁判所刑事判例集』III（RSpr., I, S. 173）も参考になる。上記の注（6）で引用されたノールの学位論文はまったくの誤りである。未成年者あるいは精神錯乱者の自殺を阻止する権利があるのは自明である。

（28）ガウプ前掲書を参照。

（29）カスラー（Kaßler, DJZ., XX, 1915, Sp. 203/4）や、ケーラー『刑法教科書』（*Lehrbuch des*

Strafrechts, Allgemeiner Teil, 1917, S. 400）を参照。両者とも「**自殺幇助に関する権利または自殺幇助への権利**」についてまったく不当に語っている。前者の権利はいわば死にゆく者の権利であり、後者は幇助する側の権利である。

（30）この問題に関する極めて重要な文献をここで詳細に取り上げることはしない。これに関しては『教科書』（I, S. 53ff.）での私の説明を参照してもらいたい。『ハンドブック』（I, S. 801ff.）では**医師の職業権**について論じたが、それは間違いであった。

（31）拙著『ハンドブック』（I, S. 803）。ホッヘ前掲書（S. 17）の次の文をも参照。「医師の任務とは、病状の悪化により死に瀕した患者に対して死の苦しみを軽くすることである。**この緩和行為が決して命の短縮を意味してはならないことは、医の倫理の必須要件である**」。

（32）私自身一八八五年の『ハンドブック』（I, S. 803）ではなお大きな不安を感じつつも次のように述べた。「手術や薬物処方の結果、苦痛に満ちた死からの救済を待ち望む人が確実に、しかし苦痛もなく最期を迎えて亡くなったとしても、その行為は今日なお禁じられていると見なされるべきである」。この行為を許容すべきだと精力的に支持したのはオッペンハイムが最初ではなかったかと思う（Oppenheim, *Das ärzliche Recht zu körperlichen Eingriffen*, 1892, S. 30. この著作は私にとっては既知ではあるが、目下のところ入手できていない！）。それに対してまったく狭量なのはカスラー前掲論文（S. 203/4）である。私の考えでは、許容には同情をもって、しかしあくまで「法的には殺害」であるから、相変わらず違法行為との認識をもって、となる（これが、ベーリンクの問い「多くの医師は安楽死が認められないことに懸念を抱いているのであろうか」に対する答えである）。ベーリンク『無罪、罪、罪の諸段階』（Beling, *Unschuld, Schuld und Schuldstufen*, 1910, S. 21）。表面だけを見て許容を否定する側に立つのはバッヘンフェルト『教科書』（Wachenfeld, *Lehrbuch*, S. 302）。なお、以下の注を参照せよ。

（33）それゆえまさにマイヤーの説明（M. E. Mayer, *Allgemeiner Teil*, S. 260, S. 290/1）は正しくな

い。彼は実に大胆にも、「要請に基づく殺害はいかなる事情があっても合法的（原文のまま！）ではありえない」とする見解を刑法第二一六条から引き出してくるのは不当であろうと説明する。安楽死の実行の場合がまさにそれに該当するのであって、「我々の文化はその種の介入を許すと思う」し、法律に矛盾しないのだから、「文句の付けようのない正当な利益保持に当たるということが、医師の行為に認められてしかるべきである」。後の見解はまったく正しいが、安楽死を実行することと要請者を殺害することとは原則的に無関係である。

（34）ケーラーの見解は曖昧ではあるが、正論に近いものである。前掲書（I, S. 400/401）で彼はこう述べている。「慣習法（?）として狭い範囲内で安楽死を認めることは否定されるべきではない」。「おおよそ一、二時間程度、麻酔を原因とする大したことのない生命**短縮**も、同様に許されるものと見なされるべきである」。「さらに、死に瀕している人の承諾をもらうことが必要なのかどうかは、問題として残されるように思われる」。安楽死を実行してくれるよう「家族が医師に対して肉親への思いやりから行う要請」は「刑法第四九条aに基づくものではない」とことさら強調するのは、実際的には必要ない。

（35）この点については極めて切りつめた表現であるが、ケーラー前掲書（S. 401）。

（36）意図的に法的でない取り扱いをしつつも、まさに有益で、しかも理想に燃えて書かれているのがヨストの前掲著（*Das Recht auf den Tod*, Göttingen, 1895）である。そこでは最初に「治療不能な精神的あるいは肉体的に病んだ者」（S. 1）がもっぱら論じられている。そして、死ぬ義務はときに話題にされるが、死ぬ権利についてはいかなる論究もなされていないことを奇妙なことと見ている（S. 8）。さらに、同じ表題を持つが、法的にはまったく不十分なエリザベート・ルップの『刑法研究』（E. Rupp, Stuttgart, 1913）も参照。

（37）「恣意的な生命形成の権利」をまじめに取り上げるのはヒラー前掲書であるが、実に拙劣な語り口である。「この権利の一部は自己自身を自由に処分する権利である」（S. 7）。処分権を持つ者は「同様の権利を持つ他者と協力し合うことで、後者によって処分してもらうことができる」。両人はもちろん「相互に処分し合うという目的で結びつくことができる」（S. 8）。かくして、一方が法的に不可能であれば、他方も同様に不可能になる！　この小さな著作は法的には極めて論拠が弱い。

(38) 拙著『刑法綱要』（*Strafrechtsgrundriß*, S. 185/6）と『ハンドブック』（I, S. 710, N. 11）を参照。ルップ前掲書（*Recht auf den Tod*）、とくにS. 26ff. も参照。

(38 a) 刑法第二一六条の論駁にルップの著作は向けられている。

(39) バーデン第二〇七条、ハンブルク第一二〇条はまさに**同意者の殺害**について明記している。

(40) ここで取り上げるすべての刑法典は当然であるかのように**真摯な要請**（ein ernstes Verlangen）を要求する。そのうえさらに**明示的な**（ausdrücklich）**要請**を要求するのは、一八三八年のザクセン第一二五条、ヴュルテンブルク第二三九条、ブラウンシュヴァイク第一四七条、テューリンゲン第一二〇条、一八五五年および一八六八年のザクセン第一五七条、リューベック第一四五条、ハンブルク第一二〇条、ドイツ刑法第二一六条である。あるいは**確固たる**（bestimmt）**要請**を求めるのは、ヘッセン第二五七条、ナッサウ第二五〇条、バーデン第二〇七条である。一九〇九年のドイツ草案第二一五条と反対草案第二五五条は「**切迫した**（dringend）**要請**」で十分とする。一九一三年の草案第二八一条になると、不必要にも「**明示的かつ真摯な要請**」へと再び変化する。この場合、衰弱し切っていて自分の要請を形にできない哀れな人は、その基準にはとても届かなくなる！

(41) これについては、拙著『教科書』（I, S. 33ff.）とフォン・リスト（VDBT., V, S. 127ff.）のなかの構成要件の分析を参照せよ。また、ルップ前掲書 S. 23ff. およびホルトハイムの学位論文（Holdheim, *Die Tötung auf Verlangen nach* §216 StGB, Greifswald, 1918）も参照。

(42) ここでは、**要請に基づく殺害と自殺幇助とは**極めて不当にも**同じ刑罰**の対象となり、「**殺害**

された人自身が死を願うように仕向けた」疑いの濃厚な殺害では、より重い刑罰の対象となる。要請に基づく殺害と自殺幇助との同等視には、両者はまったく一体にして緊密な関係にあるという、非常にしばしば聞かれる間違った主張が結びついている。例えば、フォン・リスト前掲書（S. 131）を参照。これらの行為をすべて他者の殺害禁止の下に置くこと自体は正しい。しかし、一体にして緊密という意味では原則的に受け入れられない。フォン・リスト前掲書（S. 138）では、自殺幇助と要請に基づく殺害との並行関係が無条件に確保されねばならないとされる。確かに並行関係はある。しかし、いわゆる「自殺共犯」は殺害された者の意思に反してまったく独断的に生じることもあって、この点に大きな違いがある！

（43）上記の注（40）を参照せよ。

（44）ヴュルテンブルクに追随するものとして、ブラウンシュバイク第一四七条、バーデン第二〇七条、テューリンゲン第一二〇条、ハンブルク第一二〇条。フォン・リストは前掲書（S. 132）で、要請者の殺害に特別減刑が認められる前提として、**助かる望みのない病人に対してこの病人と「親密な関係にある」者によって実行された場合**だけを強く支持する。

（45）趣旨説明（II, S. 643/4）。

（46）ヨーン（John, *Entwurf zu einem strafgesetzbuch für den Norddeutschen Bund*, 1868, S. 432）が引き合いに出されているが、後者の理由はたんなる付け足しである。

（47）ヨストは問題がこのように立てられるべきことをまったく正当にも認識し、前掲書（S. 6）で的確にもこう指摘した。「同胞になお役立つことは**最小**にして、自らの生になお苦しまねばならないことは**最大**となる」といった状態に誰でも陥る可能性があると。S. 26ではこう言う。「人命の価値はゼロになるだけではなく、マイナスにもなり**うる**」と。

（48）「今般の世界戦争で戦争参加国の総戦死者は一二〇〇万から一三〇〇万人と計算されよう」。ホッヘ前掲書（S. 10）。『前進』誌の最新報告によると、この戦争で失われた死者数は**ドイツ陸**

軍で一七二万八二四六名、**海軍**で二万四一一二名であった。これはどんな予想をも超える価値の喪失である。

(49) もちろん、殺害の権利と義務に関わるあらゆる事案および緊急事態における殺害の事案はここでも度外視される！

(50) 法律上極めてしばしば要求されてきた明示的という表現はまったくもって不合理なものである。

(51) これについては拙著『ハンドブック』(I, S. 727ff.) を参照せよ。

(52) **奇形児** (Mißgeburten) に対して誕生直後の時期に同程度の愛情を注ぐべきであるかどうかという問題を提起だけでもしておきたい。

以前から私は、腹立たしいほどの繊細さに欠ける言動がこの哀れな人たちに向けられるのを戦慄をもって観察してきた。彼らは見せ物になり、しばしば不躾なやり方で眺め回され、まさにたびたび嘲り嗤われてきた。この哀れな人たちの生は永遠に好奇な視線を浴びせ続けられている！

(53) 助かる見込みのない人の同意については、上記の第四章Ⅲ（1）五〇ページを参照。

(54) 私が心から尊敬する共著者〔ホッヘ〕は、最近まで次のような見解を実行不可能なものと考えてきた。つまり、助かる見込みもなく苦痛に満ちた状態に直面した際、医師は国家から殺害の全権委任をもらうのではないかという、素人によって繰り返し主張される見解である。「我々はいったい誰の手にこのような決定を委ねるべきなのか」。ホッヘ前掲書 (S. 17) を参照。

(55) この疑念に対する誇張気味の説明は、ヨスト前掲書 (S. 20ff.)。S. 25 では法的にはまったく逆に、殺害行為と可能な救済の不実行とは同じことであると主張されている。

(56)「おん魂の邪魔はなさるな。ご往生なさせ申すがよい。頑固な現世という拷問台の上にこれ以上手足をお延ばしになるように思うことは、心なきわざ」『**リア王**』第五幕第三場でのケントの言葉（シェイクスピア、斉藤勇訳『リア王』〔岩波文庫、一九七四年改訳版〕二四八ページより)。

Ⅱ 原注

(1) 精神病患者のほか、てんかん患者や精神遅滞の人たち(Idioten)を看護している多くの地方管区施設および一四九の公的施設を別にしても、同じような意味での活動をしている一五九の民間施設にもその種の人たちが大勢いる。それらの民間施設は、協会や宗教団体や福祉財団の所有物である。その内、精神遅滞の人たちやてんかん患者向けの四三施設が特定宗派の性格によって特徴づけられ、そのなかの二七施設は宗教教団の所有物である(ハンス・レーア『精神病患者の施設』Hans Laehr, *Die Anstalten für psychisch Kranke*, Berlin bei G.Reimer, 1907)。

上記で見積もられた精神遅滞の人たちの総数と精神的に**完全に**死せる者の数とは一致しない。精神遅滞という概念と精神薄弱(Geistesschwäche)の中程度の状態との区別は極めて漠然としており、個人の見解に一定程度の裁量が与えられている。いずれにせよ、(アンケートによれば)三〇〇〇から四〇〇〇件程度がそのような事例と見なされる。これらの事例では精神的な生活もなければ、周囲の人々との交流も見出せない。

精神的に死せる者の内、私が報告を受けた最高齢は八十歳である。多くは六十歳から七十歳の間にいる。精神的な生活の欠陥は肉体の態様にも大きな影響を及ぼすのではないかという見解があるが、これは維持できるものではない。もちろん、精神遅滞の人たちの**一部は**脳の病変が元で若死にする。

訳注

〔1〕刑法第四八条「贈与もしくは約束によって、脅迫によって、名声もしくは権力を濫用することによって、意図的に錯誤を起こさせもしくは錯誤を促進させることによって、またはその他の手段によって、故意にその犯した刑を科せられる行為をなす決心をなさしめた者は、教唆者として罰する。教唆者に科せられる刑は、教唆者が故意に教唆した行為内容に適用される法律に基づいて確定される」。***Strafgesetzbuch für das deutsche Reich vom 15. Mai 1871***, Erlangen, 1876, S. 14. https://books.google.co.jp/ における Harvard Law Library（1932）の電子版参照。

〔2〕学説彙纂（Digesta sive Pandectae）は、六世紀に東ローマ帝国の皇帝ユスティニアヌスの命によって編纂された四つの法典（学説彙纂、法学提要、勅法彙纂、新勅法彙纂）から成る「ユスティニアヌス法典」の一つ。後に、「ユスティニアヌス法典」は、「ローマ法大全」（「コルプス・ユーリス」）と呼ばれ、十二世紀以降の中世ヨーロッパにおける法学教育の支柱となった。この「ローマ法大全」が、「法の継受」によって、ヨーロッパ全域に普及していった。近代ドイツ法、とくに、一九〇〇年に施行された「ドイツ民法典」は、この「ローマ法大全」の強い影響を受けている。以下を参照のこと。Wieacker, F., *Privatrechtsgeschichte der Neuzeit*, Göttingen, 1967, S. 45f.（鈴木禄弥訳『近世私法史』〔創文社、一九六一年〕三三ページ以下）、河上倫逸「法律学の形成と学識法曹階層の社会的進出」、上山安敏編『近代ヨーロッパ法社会史』〔ミネルヴァ書房、一九八七年〕三ページ以下。勝田有恒／森征一／山内進編著『概説 西洋法制史』〔ミネルヴァ書房、二〇〇四年〕五九ページ以下。

〔3〕刑法第二一六条「ある者が殺人の被害者の明示的かつ真摯な要請によって、殺人を決意するに至ったときは、三年を下らない軽懲役が宣告される」。***Strafgesetzbuch für das deutsche Reich vom 15. Mai 1871***, S. 59（前掲訳注〔1〕）.

〔4〕『解禁』の第二版が一九二二年に出版されており、ここに「物価騰貴の前」という原注が入

っている。なお、この第二版の内容に異同はない。*Die Freigabe der Vernichtung lebensunwerten Lebens* (German Edition), Kindle 版, 2004 参照。

第2部　批判的考察

I

それはいかにして生まれ、利用されたか

——法思想史的・歴史的観点から

佐野 誠

一　テクストおよび著者について

『生きるに値しない命を終わらせる行為の解禁』。この書名を一瞥《いちべつ》しただけでも、「非人道的」「残忍」というイメージを持ち、顔をゆがめる人が多いことだろう。実際、「生きるに値しない命」(lebensunwertes Leben) という言葉自体、この書物が公刊されるまでは禁句であった。(1)

本テクスト（以下原則として『解禁』と記す）は、刑法学者カール・ビンディング（一八四一～一九二〇）と精神医学者・精神科医アルフレート・ホッヘ（一八六五～一九四三）が一九二〇年に公刊した六二ページの小著である。(2) ドイツが第一次大戦に敗北し、革命と反革命の嵐が吹きすさぶ混乱のなかで『解禁』は誕生した。社会科学者のマックス・ヴェーバー（一八六四～一九二〇）が、「職業としての政治」を講演し、公刊したのが一九一九年、亡くなったのが一九二〇年である。またナチスの前身であるドイツ労働者党が、アドルフ・ヒトラー（一八八九～一九四五）を中心に二五カ条の党綱領を起草したのも、一九二〇年のことである。

一般に『解禁』は、一九三九年から実行されるナチスの安楽死計画に応用され、「安楽死」の名のもとになされた数多くの障碍者殺害に手を貸したと言われ続けてきた。ナチス安楽死計画を論じる著作に必ずといってよいほど引用され、研究者の間でも周知の書となっている。とはいえ、『解禁』の内容とナチス安楽死計画との明確な関係性については、いまだもって具体的な検証がなされていない。ナチス安楽死計画に関する基本書とも言えるエルンスト・クレーの『ナチ国家における「安楽死」』(一九八三)においても、それは例外ではない。クレーは『解禁』について多くのページを割き、著者たちの主張に憤慨するが、『解禁』の内容とナチス安楽死計画との間にある明確かつ具体的な因果関係については立証していない。(3) 二次文献の多くも、このクレーの書を踏襲している。(4) しかし、クレーの書で一度も挙げられなかった人物がいる。それは、ヒトラーの侍医テオドア・モレル(一八八六〜一九四八)である。このモレルこそ、『解禁』を利用して安楽死に関する報告書を書き上げ、秘密裏に出されたヒトラーの安楽死命令に大きな影響を与えた人物である。ここでは、『解禁』とモレルの安楽死に関する報告書との思想史的関係を中心に考察してみよう。

その前に、まずは『解禁』の著者および内容について概観したうえで、その基礎づけになったと思われるアドルフ・ヨスト(一八七四〜一九〇八)の『死への権利——社会的研究』(一八九五)と『解禁』との内容上の連続性を検証しておこう。このヨストの著作は、二十世紀ドイツの安楽死論議の出発点となったきわめて挑戦的かつ論争的な内容の書であり、「旧版」では紹介しなかった文献である。ちなみに、ヨストの著作公刊の二年後に医師のマルティン・メンデルゾーン

（一八六〇～一九三〇）の「安楽死について」（一八九七）と題する論文が公表されている。この論文を抄訳したのが森鷗外（一八六二～一九二二）の「甘瞑《かんめい》の説」（一八九八）である。(5)

『解禁』の「I　法律家の見解」を著したビンディングは、一八四一年にフランクフルト・アム・マインの法律家の家に生まれた。ゲッティンゲン大学で歴史学と法学を学び、一八六四年にローマ刑事訴訟法で大学教授資格を取得。一八六五年から一九一三年まで、ハイデルベルク、バーゼル、フライブルク、シュトラースブルク、ライプツィヒの各大学で、刑法、刑事訴訟法および国法学等の教鞭をとった。とくに一八七三年から四〇年間にわたりライプツィヒ大学の教授職にあり、研究・教育のみならず、大学の行政運営面でも尽力した。大学を定年で退職した後は、フライブルクに移り住み、そこで八〇年近い生涯を終えた。(6)

ビンディングは、自由意思論に基づく応報刑法の代表者と見なされている。応報刑法あるいは応報刑主義とは、刑罰の本質を犯罪によって生じた害悪に対する応報と見る立場である。この考えによれば、犯人に刑罰を科すのは、社会の一般人が犯罪に陥ることを予防するためである。世紀転換期に研究者間で激しくなされた刑法論争において、ビンディングは旧派を代表し、フランツ・フォン・リスト（一八五一～一九一九）らに代表される新派の社会学的・心理学的・功利主義的な近代予防理論に反対した。この近代予防理論は、刑罰は犯人の個性に応じた改善更生の手段であるとし、犯罪者に対する刑罰の教育効果を強調するものである。(7)

ビンディングの学問上の主要著作は、『規範とその違反』（全四巻、一八七二〜一九二〇）、『ドイツ普通刑法綱要・教科書』（一八七八〜一九〇五）、『ドイツ刑法ハンドブック』（一八八五）、『ドイツ普通刑事訴訟法綱要』（一八八一）等である。[8] 法解釈の観点からは、成文法・法律条文に固執し、社会的経済的諸状況を直接の考察対象とはしない法実証主義者の一人と見なされている。ビンディングにとって、「実定的な成文法規則は、社会規範に先行する」。とはいえ、超実定的な法規範や実質的な法概念の存在、刑法の類推解釈などをも認めており、純粋な意味での法実証主義者とは言い難い側面を持っている。この点が、ドイツ刑法の条文にはない、「安楽死」の存在を容認しようとした要因になっているように思われる。「法律がなければ犯罪はなく、法律がなければ刑罰はない」という近代刑法の原則である罪刑法定主義の観点からしても、「安楽死」が大きな論点となるのは当然のことと言えよう。[9] ビンディングは、『解禁』の公刊直前の一九二〇年四月七日に亡くなり、『解禁』は、文字通り、ビンディングの遺書となっている。

「II　医師による論評」を書いたホッヘは、一八六五年ザクセン州のプロテスタント牧師の家に生まれた。ハイデルベルク大学で内科学教授ヴィルヘルム・ハインリッヒ・エルプ（一八四〇〜一九二一）のもとで研鑽を積んだあと、三〇年以上にわたり、フライブルク大学教授として精神医学と神経病理学を講じている。ホッヘのただ一人の息子は、第一次大戦の志願兵としてベルギーのランゲマルクで戦死した。妻はユダヤ人であり、それが原因で、一九三三年ナチスが政権を掌握したあと、長年務めた大学の教授職を退いている。[10]

学問的には、ジークムント・フロイト(一八五六〜一九三九)の精神分析学やエミール・クレペリン(一八五六〜一九二六)の疾患単位説を批判した人物として知られ、とくにクレペリンの疾患単位説については、症候群の理論でもって対抗した。クレペリンの疾患単位説とは、同一の原因、同一の病状、同一の経過、同一の転帰、同一の病理組織変化を持つ病態を一つの疾患単位という概念でまとめ、これを疾患分類の基礎とするものである。これに対してホッヘは、疾患単位説は因果関係の明確な病には適用できても、精神疾患のような多様な原因から発症する病の場合には適用不可能と見る。ホッヘは、将来いかなる病理解剖学が進展しても、機能性精神障碍は純病型として確立されえないと考え、精神障碍を先天的な要因から発症する場合と、まったく不規則で新しい症候の組み合わせから発症する場合とに分類している。[11]『解禁』でもこの点に触れられていて、前者については、脳の奇形〔先天異常〕、脳の個々の部分の欠損、母体内での発達の阻害等が挙げられ、後者については、老化による脳の病変、麻痺性痴呆、動脈硬化による脳の病変、青年期に進行する知的障碍等が挙げられている(八四ページ)。

ホッヘの著書としては、専門の医学書・医学論文以外に、アルフレート・エリヒという筆名で書かれた多くの詩やエッセイがある。とくに自伝『年輪』(一九三一)は、無教会キリスト教を主張した内村鑑三(一八六一〜一九三〇)の息子で、東京大学精神医学講座の主任教授であった内村祐之《ゆうし》(一八九七〜一九八〇)によって好意的に紹介されている。もっとも、内村は、ホッヘのポジティブな側面についてはユーモアを交えながら誇張気味に書いているが、『解禁』についてはまったく沈黙している。また『解禁』出版の前年に公刊された一九一八年十一月六日の大学でのホッヘへの講演「死について」では、「死に瀕した」重病の患者に死の苦しみを緩和することが医師の不可欠な任務としつつも、それが「命の短縮」を意味するものではないことを強調しており、安楽死については抑制的な論調となっている。[12]

一九三三年以降のナチズム期を生きたホッヘが、ナチス安楽死計画に賛同したかというと、決してそうではない。ホッヘは、自らの著書の意に反し、彼の身内が「安楽死」の犠牲になったとき、患者殺害の反対者となったのである。[13] 安楽死の是非を考えるうえでの興味深い事例と言えよう。

二 テクストの内容について

ビンディングの「I 法律家の見解」は、当時のドイツ刑法上論点となっていた、自殺、同意殺人、安楽死の是非を幾つかの項目および条件に分けて論じたものである。自殺や同意殺人について、あれやこれやと詳細に検討しているにもかかわらず、ビンディングの目ざすところが、安楽死、とりわけ「生きるに値しない命を終わらせる行為の解禁」にあったことは、間違いのないところである。『解禁』におけるビンディングの問題提起、それは次の言葉に尽きると言ってよい。

法益たる資格が甚だしく損なわれたがために、生を存続させることが、その担い手自身にとっても、社会にとっても一切の価値を持続的に失ってしまったような人の命というものはあろうか。（四六ページ、原語は省略。以下同じ）

ビンディングの解答は「ヤー（Ja）」（肯定）である。ビンディングは、患者本人の生存意思を十分に尊重すべしとしつつも、このような「人の生」の対象となる人たちを三つのグループに分け、安楽死の是非を検討するのである。

その第一は、「疾病または重傷ゆえに助かる見込みのない絶望的な状態」にある者のグループである。具体的には、治療不能な癌患者、助かる見込みのない結核患者、瀕死の重傷を負った者等がこのグループに入る。これらの人たちが明確な死への意思を表明し、医師二名と法律家一名からなる国家の「解禁審査委員会」に殺害の解禁を申請し、認定される場合には、殺害を可能とする。

第二は、治療不能な知的障碍者からなるグループである。これらの人たちは、生への意思も、死への意思も表明できないばかりか、彼らの生自体が無目的で、家族にとっても社会にとっても重荷となっている。そのため、本人以外の家族やその後見人であっても、「解禁審査委員会」に「殺害」の解禁を申請し、認定される場合には、殺害を可能とする。

第三は、第一グループと第二グループの中間に入るグループで、瀕死の重傷を負った意識のない患者のケースである。この場合にも、第二グループと同様、患者の同意を得ることなしに「殺害」を可能とする。この患者は「植物状態」に近いものがあるが、現代とは異なり、無意識の状態が長く続く場合はきわめて少ないとビンディングは見ている。

ビンディングはとくに、第二グループに対して、「安楽死」が、人道的理由と経済的理由から行われることを繰り返し強調する。それは、たとえば、「哀れな人々を殺害によって救済してあげること」、「被後見人を抱えることで非常に辛い不利な生活を強いられる家族」といった、治療不能な知的障碍者やその家族に向けられた言葉に端的に現れている。またビンディングは、正規の手続きに基づいて解禁された殺害の実行以外に、手続きを行う時間的余裕のない緊急の場合における解禁、すなわち解禁の前提条件があるとの仮定のもとでの殺害をも認めている。これは歯止めなき安楽殺への道を開くものであり、直接的、間接的にナチス安楽死計画に応用されたものである。

ホッヘの「II　医師による論評」は、ビンディングが提起した上記の問いを、精神科医の立場から、より詳細に検討を加えたものである。ホッヘの場合は、第二グループに入る治療不能な知的障碍者に考察の焦点を当てている。とくにホッヘは、このような知的障碍者のことを、「お荷物連中」とか「精神的に死せる者」という、ビンディングよりも差別色の強い言葉で表現している。

ホッヘの立論の特徴は次の二点である。第一は、すでに触れたように、治療不能な知的障碍者を二つの症候群に分類していることである。その一つは、精神的に十分な能力のある人生が続いた後で、精神的な死に至った場合。今一つは、生得的な脳の病変、あるいはごく初期の時期に罹《かか》った脳の病変が原因で、精神的な死が生じた場合である。ホッヘは第一の後天的な「精神的に死せる者」を、「倒壊した建物の瓦礫の山」、第二の先天的な「精神的に死せる者」を、「散在しているだけでまだ手が着けられていない建築用の石材」に喩え、後者の生の無価値性をとくに強調している。にもかかわらず、第二グループ全体に対して積極的に殺害の解禁を是認するところにホッへの非情さがある。

第二は、国威発揚と経済的理由から、「生きるに値しない命を終わらせる行為」の解禁を求めていることである。ホッへは、第一次大戦におけるドイツの敗戦という事実を正面から受け止め、総力を挙げてのドイツの再建と、そのための経済効率を強調する。ホッへは次のように言う。

精神遅滞の人たちの養護にこれまでは年間一人あたり平均一三〇〇マルクかかっている。ドイツには今〔施設外で〕存命している者と施設で養護されている者との両方を合わせると、すべての精神遅滞の人たちは推定でほぼ二万人から三万人になる。それぞれの平均寿命を五〇年と仮定すると、容易に推察されるように、**何とも莫大な財**が食品や衣服や暖房の名目で国民財産から非生産的な目的のために費やされることになる。（八五ページ）

ホッヘによれば、このような経費の節減は、第一次大戦におけるドイツの敗北と、敗北から立ち直るための国威発揚のためである。これについては次のように言う。

> 　これらのお荷物連中に必要とされる経費があらゆる面で正当なものであるのかという問題は、過去の豊かな時代には差し迫ったものではなかった。しかしいまや事情は変わったから、我々はそれに真剣に取り組まざるをえない。（中略）わがドイツ人に課せられた長期の任務、それは全ドイツ人の可能性を統合して最高度にまで高めること、つまり、生産的な目的のために各人の持てる力を拠出することである。（八六ページ）

詰まるところ、ホッヘの「安楽死」是認の真意は、経済的荒廃からのドイツの解放のために、非生産的な「生きるに値しない命」を犠牲にすることにある。そこには、しばしば言われるような、優良な遺伝子・劣悪な遺伝子という意味での優生学的視点は存在していない。*また戦場でのホッヘの一人息子の戦死と非生産的な「生きるに値しない命」との比較考量も、少なからずこのような主張の根拠になったと思われる。

＊この点については一四一〜一四二ページの補説で再度指摘する。

三　アドルフ・ヨスト『死への権利』（一八九五）との連続性

ビンディングとホッへの著作のなかには、すでに触れたように、現代の視点からすると、「非人道的」「残忍」「差別的」と思われる言葉が少なからず出てくる。しかし、安楽死を肯定する際に用いられるこのような言葉の幾つかは、すでに十九世紀末から二十世紀初頭にかけての安楽死論議のなかでも使用されていた。ここでは、『解禁』との関連で重要な一八九五年に公刊されたヨストの『死への権利』における安楽死論議を考察しておこう。そうすることによって、『解禁』の論点がより鮮明になると思われるのである。[14]

ゲッティンゲン大学で哲学、数学、物理学を学びつつ、弱冠二十歳ないし二十一歳のときに公刊したヨストの『死への権利』は、[15]全五三ページの小冊子であるが、ビンディングの本論文の「基礎づけ」になっているとも言える著作である。ヨストは、後に「記憶の心理学」（Psychologie des Gedächtnisse）の研究で一定の成果を上げているが、[16]『死への権利』は、それとは直接に関係のない、彼の第一作である。ビンディングは自らが本文に付した六つの「原注」（1）（3）（9）（36）（47）（55）のなかで、ヨストの著作の一部を肯定的に引用しており、ヨストの安楽死論に賛同していたことが見て取れる。ホッへの場合には「原注」を一つしか付していないので（一〇九～一一〇ページの訳注〔4〕も参照）、「原注」からヨストとの直接的な影響関係を検証することは難しい。しかし、ホッヘが、ビンディングの論調の基本的方向性を踏襲していることから見て、ホッヘがヨストの安楽死論に否定的であったとは考え難い。以下では、ヨストの著作に関するビンディングの六つの「原注」を手がかりにしながら、ヨストの著作と『解禁』の主張との主たる類似点ないし連続性を三つ指摘しておこう。[17]

第一は、「死への権利」あるいは「死に関する権利」の必要性を両者ともに主張していることである。ヨストは『死への権利』の冒頭で、自著の主題について次のように記している。

私がここで考えようとする問題は、次のようなことである。すなわち「死への権利は存在するのか」ということである。つまりは、個人の死が、本人にとっても人間社会一般にとっても望ましい場合があるとすれば、それはどのような場合なのか、ということである。その際、何よりも重要なことは、少なくとも伝統的な言葉の意味での自殺が問題となるのではなく、治療不能な精神的あるいは肉体的に病んだ者が問題となるのである。(S.1)

ヨストは、十八世紀以来、自殺の是非が「死をめぐる論議」における中心的な話題であったことを慨嘆したうえで、[18]死をめぐる論議の核心部分に、治療不能な病者の「死への権利」すなわち、「安楽死」の是非の問題を置くべきことを強調する。いわゆる「ヒポクラテスの誓い」に象徴されるように、医師の使命は、いかなる事情があったとしても、生命の維持および延命に力を尽くすことである。[19] ヨストはこのような常識的、伝統的な観念に反旗を翻し、治療不能な病にある人たちに対する「死への権利」の獲得を「社会改革」(soziale Reform)として積極的に捉え、旧来の見解への挑戦を理論的かつ実践的に試みるのである。

それでは、ヨストの言う「死への権利」、言い換えれば、「個人の死が、本人にとっても人間社会一般にとっても望ましい」とされる権利とは、具体的にどのような権利なのか。結論から言えば、この権利こそが、ビンディングが安楽死の対象とした二つのグループの人たち、すなわち「疾病または重傷ゆえに助かる見込みのない絶望的な状態にある」第一のグループの人たちと、「治療不能な知的障碍者からなる」第二のグループの人たちに安楽死を可能とするための権利なのである。

その際、特筆すべきことは、ヨストの時代までは、安楽死が論議されるとしても、第一グループの「治療不能な肉体的に病んだ者」に限定される傾向にあったのだが、[20] ヨストはこれを第二グループの「治療不能な精神的に病んだ者」にまで延長したことである。というのも、彼によれば、非常に多くの「精神的に病んだ者」は、周囲の人たちにとって無益(nutzlos)であるばかりか、本人自身にとっても苦痛に満ちた(qualvoll)生活を強いられるからである(S. 16)。ただし、ヨストは、不治の精神的に病んだ者の「死への権利」の主張については、「希望なき病」(hoffnungsloses Leiden)および「苦痛なき最期」(schmerzloses Ende)という観点から、治療不能な肉体的に病んだ者に対する安楽死と並行的に捉えており、第二グループを特段に強調しているわけではない。

これに対して、ビンディングとホッへの書に顕著に見られることは、治療不能な精神的知的障碍者を対象とする第二グループを安楽死問題の最大のターゲットとし、むしろこのグループに対する安楽死の正当性を詳細に、かつ大胆に論じたことである。『解禁』を読む際に注意すべきはこの点である。

さて第二は、「死への権利」（安楽死）の正当性の根拠として、両者ともに「効率性」、現代風に言えば、「費用対効果」の観点を挙げていることである。ヨストは次のように言う。

人間の生命の価値は、純粋な自然的観察からすれば、二つの要素のみからなる。第一の要素は、人間自身にとっての生の価値である。したがって、それは個人が経験しなければならない喜びと苦痛の総計である。第二の要素は、個人が自らの同胞に対して示す有益と損益の総計である。死への権利にとっての問題設定は、いまや次の問題と一致する。すなわち、どういった場合に、それぞれの要素がマイナスとなるのか。第一の要素が実際にマイナスになることはあるのか。人間の生命の存続が自分自身にとっても同胞にとっても望ましくない場合は存在するのか。（S. 13）

ヨストは、総計がゼロになるだけではなく、マイナスになることをも積極的に肯定する。彼によれば、癌や結核や麻痺などの治療不能な病で苦悩する一〇〇〇人の病者のなかから、治癒した者が一人出たとしても、残りの九九九人の病者がどこまでも治療不能である以上、人間の生命の存続は、本人にとっても社会にとっても損失でしかありえない。すなわち、ヨストは、奇蹟的に病から回復した一人の者の残りの人生における生産性、すなわち社会的「有益性」は、治療不能な九九九人の病者を生かし続けることから生じる食糧の消費量や介護労力の拠出量、すなわち「損益性」に比べれば、微々たるものでしかないと考えるのである（S. 22-26）。

ビンディングは、ヨストのこの「効率性の観点」を評価したうえで、先に指摘した彼の核心的な問題提起、すなわち、「**法益たる資格が甚だしく損なわれたがために、生を存続させることが、その担い手自身にとっても、社会にとっても一切の価値を持続的に失ってしまったような人の命というものはあろうか**」をヨストの上記の問題提起の延長線上にあることをはっきりと認めるのである（一〇六ページの原注（47）参照）。すなわち、ヨストと同様、ビンディングにとっても、「人命の価値はゼロになるだけではなく、マイナスにもなりうる」（S. 26）ことが往々にしてあり、治療不能な知的障碍者こそがその典型的な事例と考えるのである。すでに見たように、『解禁』の第二の著者ホッヘは、このような効率性による安楽死肯定論の根拠づけを、経済的観点からより具体的に論じたのであり、ヨストの主張をさらに拡張して問題提起をしたのである。

もっとも、このような効率性の観点から安楽死を論じることは、何もヨストや『解禁』の著者たちに限定されるわけではない。とりわけチャールズ・ダーウィン（一八〇九～一八八二）の『種の起源』（一八五九）に刺激されて、ドイツの社会ダーウィニズムや人種衛生学（優生学）を推進した、ドイツ一元論者同盟の指導的論客エルンスト・ヘッケル（一八三四〜一九一九）の『生命の不可思議』（一九〇四）でも、この効率性に基づく安楽死肯定論が統計上の数値を挙げてまで展開されている。[21]ヘッケルは、一〇〇万人もの治療不能な病人、特に、精神病者、ハンセン病者、癌患者などが、ヨーロッパの病院や施設に収容され続けていることを嘆いたうえで、最終的に、これらの人たちにモルヒネ等を投与することによって安楽死を施すならば、彼らの言語に絶する苦痛や彼らの家族の苦悩が解消され、私的財および国家費用の損失が節約されるであろうことを確信的に主張しているのである。[22]ドイツ人種衛生学（優生学）の確立と発展に希望を抱いたヘッケルでさえ、安楽死問題については、効率性を前面に出しているのである。

最後に第三は、安楽死を承認するための実務的な要件を、医師の客観的な診断と患者の同意に求めていることである。ビンディングの言う安楽死の「解禁審査委員会」に比較すると、ヨストの主張はやや素朴に見える。しかし、少なくとも、ヨストの次の視点は、ビンディングの「解禁審査委員会」の原型となっているのである。すなわち、①治療不能な病・苦痛に苛まれている患者が安楽死を望んだ場合には、国家はその判断を何名かの医師に委ねること、②委ねられた医師が医学上の確信的な診断に基づき安楽死を承認し、患者がそれに同意した場合には、法的な殺害が認められうること、③診断の誤謬を回避するために、医師の診断も患者の同意も、公的な権限を持つ証人の前で行われるべきこと（S. 40）、である。

ここで注目すべきは、ヨストの場合、治療不能な精神的病にある者については、その同意を得ることが困難であるために、一義的な要件を提起せず、ひとまずは留保していることである(S. 42-43, 47)。その理由の一つとして、当時のヨストは学生であり、治療不能な精神病者における判断能力の評価を確定的に行うためには、十九世紀末までの精神医療上の水準に照らしても、彼には困難に思われたことが考えられよう。[23] 一方、ビンディングの場合には、精神遅滞の人たちの同意がない場合には、家族、後見人による安楽死の申請の可能性を明確に認めており(五五ページ)、同意の範囲を患者本人ではない第三者にまで拡大しているのである。このことは、精神科医のホッヘが、数多くの臨床経験から当該患者の病状、すなわち同意の不可能性を確信的に、かつ自信を持って述べていることから見て取れるように(九四〜九五ページ)、精神医学が二五年前のヨストの時代に比べて格段に進歩したことの結果と言えなくもない。

ともあれ、患者の死への意思、すなわち「同意」の有無は、現代的な意味での「自己決定権」の問題と言い換えてもよいだろう。医事法制および生命倫理学上、判断能力が十分にはない患者の自己決定権をどこまで認めるのかは、現在に至るまで論議され続けている重い課題である。これは超高齢化社会に生きる私たち一人一人に突きつけられた難題であり、「あなたまかせ」の他人事ではないのである。[24]

なおヨストは、一九〇八年に三四年間の短い生涯を終えている。治療不能な重度精神疾患が、彼の死因の一つにあったと言われている。[25]

四　テオドア・モレルの安楽死に関する報告書

一九二〇年に『解禁』が刊行されて以後、ホッへの巻頭（一五ページ）の予想どおり、法学、医学、キリスト教界等から様々な反響が寄せられた。これについてはハンス・ヴァルター・シュムールや河島幸夫等が紹介しているので、[26]詳細はそちらにゆずるが、少なくともヴァイマール共和制期においては、反対意見が賛成意見を大きく上回っていた。一般的に、法学者・法律家からは、「生きるに値しない命を終わらせる行為」の解禁は法的にまったく不可能なこと、医学者・医師からは、精神的知的障碍者であっても生命への感情を持ち合わせており、「生きようとする意志」は当然に存在すること、神学者・聖職者からは、キリスト教の愛の精神は精神的知的障碍者を生かすことに意味があり、『聖書』はいかなる殺害をも認めていないこと等の意見が出された。[27]このような見解は、ヴァイマール期に特有のものではなく、現代にも通じる人類の普遍的とも言える原理である。単純化して言えば、「命あってこその社会」という観点を強調する思考である。言うまでもなく生それ自体を否定すれば、国家・社会システムの存立ないし存続が、究極的に不可能となってしまうのである。ともあれ、このような原理がまったく通用しなかった時代、それがナチズム期にほかならない。

『解禁』がナチスの安楽死計画に直接的、間接的に利用されたことは、クレーを始めとする多くの論者によって指摘されている。それではいったいどのような形で利用されたのか。今日まで十分に論証されてこなかったこの問題について考察してみよう。まずは、ナチス安楽死計画実行の決定的要因となった、ヒトラー署名の一九三九年九月一日付の文書を以下に記しておこう。

帝国指導者ブーラーならびに医学博士ブラントには、人間の判断からすれば治療の見込みのない患者に、その病状の最も厳格な鑑定をしたうえで恩寵の死（Gnadentod）を与える権限を、特別に指名された医師にまで拡大する責任が委ねられる。A・ヒトラー(28)

私的な便箋に書かれたこの文書は、ヒトラーが作成したものと一般には思われていた。しかし、実際に作成したのは、ヒトラー本人ではなく、ヒトラーの侍医テオドア・モレルの「安楽死に関する報告書」を基にして、安楽死計画の指導者間での話し合いによってその必要性が強調され、関係者がヒトラーに「署名」を依頼したというのがことの真相である。(29)

元来、ナチスの安楽死計画は、一九三八年末あるいは一九三九年初めに、ライプツィヒ大学の子供病院にいる先天異常で盲目の子供の殺害に対する父親の申し出から始まった。この申し出はヒトラーによって口頭で許可され、それ以後、秘密裏での子供に対する安楽死計画、そして成人に対する安楽死計画へと、計画はエスカレートしてゆくのである。その際、安楽死計画を推進するために作られた組織が、小児科医や精神科医を中心とする「重度の遺伝性および先天性疾患の患者の学問上の把握のための帝国委員会」(以下「帝国委員会」と略記)である。この委員会は討議にあたって、法律関係の資料リストを作成している。「帝国委貞会の研究分野における法律文献についてのノート」と題された一九三九年に作成されたと思われるこのメモには、当時の著名な刑法学者グラーフ・グライスパッハ(一八七六～一九四四)の安楽死に対する違法性の見解、司法省の刑法委員会における安楽死法制化に対する否定的見解、安楽死関係の参考文献等が記されている。[30] 安楽死関係の参考文献には、まずトップに『解禁』が挙げられており、『解禁』以外には安楽死を対象とした刑法関係の著作・論文が数点挙げられている。これらの大部分はヴァイマール期のものであり、『解禁』に対する反響の書である。[31] この帝国委員会の安楽死および安楽死法案をめぐる審議過程については、すでに述べたことがあるので省略する。[32] 以下では、『解禁』とモレルの安楽死に関する報告書との思想史的関係性に焦点を絞り論じてゆくことにしよう。

ベルリンで皮膚科および性病科の開業医であったモレルは、一九三六年以来、ナチスの専属写真家ハインリヒ・ホフマンを治療したことがきっかけとなり、ヒトラーの侍医を務めた人物である。胃病・皮膚病を患っていたヒトラーに対してなされたモレルの治療法は、雄牛の睾丸から採取した比較的害の少ない成分と、覚醒剤として知られるアンフェタミンとの調合剤を使った治療法であり、後になってヒトラーに現れるパーキンソン病に似た症状の原因になったと言われる。[33]

ヒトラーは側近であるこのモレルに、一九三九年から行われた子供の安楽死を成人にまで適用すべきかどうか、さらには安楽死の立法化が必要かどうかを徹底的に調査させるのである。モレルは、十九世紀末以来のドイツにおける「安楽死問題」の小冊子やパンフレット、帝国委員会から提供された「死の幇助」に関する実務上の資料、ナチス信奉者の安楽死に関する覚え書き等を存分に用いて、安楽死問題に関する報告書をヒトラーのために執筆する。これが「生きるに値しない命を終わらせる行為」に関する法律についての報告書である。

現在確認できるのは、この報告書の草案であり、報告書そのものではない。またこの報告書草案には日付が付されていない。しかし内容から、子供の安楽死計画が開始される一九三九年の夏頃に草案が書かれ、ヒトラーが上記の安楽死の命令書を出す前にその内容がヒトラーに報告されたと考えられるのである。それでは、いかなる点が『解禁』と関係しているのであろうか。まずこの報告書に、ビンディングの名前が引用されていることからして、モレルが『解禁』を手に取り、読んだことは確実であろう(34)。そのうえで内容的には、以下の三点が考えられる。

第一に、安楽死の対象が「生きるに値しない命」、すなわち精神遅滞の人たち（Idioten）に絞られ、「生きるに値しない命」の定義をモレルが踏襲している点である。モレルは報告書草案の冒頭で、次のような「見解」を呈示する。

生まれつき……極めて重度の肉体的・精神的障碍を持つゆえに、継続的な介護によってしか生活を保持しえず、奇形〔先天異常〕であるためにその容姿が世間の憎悪の的となるような、人間社会との精神的なつながりが最も低い動物のごとき段階にある精神病者の命は、生きるに

値しない命を終わらせる行為に関する法律に基づき、医師の介入によって短縮されうる。(35)

モレルのこの「見解」は、ビンディングが「**法の観点ばかりか、共同性や道徳、宗教といったどの観点から見ても、真っ当な人間の反対像となり、接した者のほとんどに驚愕の念を呼び起こさずにはおかない人々、そのような人々の殺害を解禁してはならないとする理由をいささかも見出せない**」（五四〜五五ページ）と言い、ホッヘが「精神的に死せる者が位置する**知的**水準は動物界でもかなり下等なほうであり、感情にしても動物の生存に直結した原始的な段階を超えるものではない」（八九〜九〇ページ）と言った内容を下敷きにしている。そもそも「生きるに値しない命を終わらせる行為」という言葉自体が、『解禁』の表題からとられた言葉である。

彼ら三者にとって、「生きるに値しない命」「精神的に死せる者」は、動物界でも下等な水準にあり、接した者に憎悪、驚愕の念を呼び起こし、これらの者を殺害しても何の問題も生じえないのである。「生きるに値しない命」を終わらせることに関しては、いわば「確信犯」に近い感情を彼らが持ち合わせていたと言ってもよいだろう（批判的考察Ⅱの一七六〜一七七および一八七〜一八八ページを参照）。とはいえ、このような確信的判断が、生物学的・遺伝的な証明抜きになされているという点に、我々はとくに注意を向ける必要がある。

第二は、「生きるに値しない命」を終わらせる行為を解禁するための法律は不要とする点である。モレルの上記の「見解」は、明らかに「生きるに値しない命」を終わらせる行為を認めるものであるが、モレルの資料編集者によると、この「見解」には鉛筆で削除の線が付されていた。また所々に空白の部分や、判読不可能な手書きの挿入文があることから、[36]モレルがこの「見解」を修正しようと考えていたこと、さらには、彼自身は安楽死の法制化を認めない結論に到達したために、「生きるに値しない命を終わらせる行為に関する法律」という部分には迷いがあったということだろう。モレルはこの「見解」のあとに続けて次のように述べる。

〔生きるに値しない命を終わらせる行為を〕実行に移す際の問題は、次の点にある。すなわち、この措置は基本的に法律を公布することによって行われるべきか、あるいは職務上の秘密の命令によって行われるべきか、ということである。[37]

モレルは、後者、すなわち秘密の命令によって行われるべきことを主張する。その理由として、(1)秘密の「安楽死」であれば問題はない、と考える「施設収容の障碍者」の親が相当数いること、(2)外交や国防、経済などでは、秘密の措置が実際上取られているのであるから、安楽死も同じような行政手法で処理することは可能なこと、(3)主権を持つ人民の同意という、フランス革命に端を発する人権思想の考え方は、共同体の利害を優先的に考えるドイツの場合には無益なこと。[38]

これについても結論は、ビンディングやホッヘの見解と同一である。ビンディングは、「解禁される人々の範囲を法律で明確に限定することは適当ではない。殺害解禁の申請者と殺害の執行者が個々の事例でその人々の範囲に入るかどうかは、まさにその事例ごとに確認される」（五八ページ）と述べ、立法によってではなく、現行の法解釈によって殺害を可能とする。またホッヘは「国家の**より高い**人倫の立場から見る限り（中略）生きるに値しない命を**無条件に**扶養しようとしてきた努力は行き過ぎだった。我々は物ごとの本質からかけ離れた観点に立ってしまい、この問題に関して国家をまさに固有の法と権利を持った全体という意味で有機体として考察するのを忘れていたのである。国家有機体とは、喩えて言えば調和のとれた人体のような全体であって、我々医師なら知っているように、そこでは全体の安寧のために用済みになったか、有害であるような部分や断片は放棄され、切り捨てられる」（八八ページ）と述べ、国家有機体ないし国家共同体の優位という思考から「生きるに値しない命」を切り捨てることを肯定している。

モレルが法律不要論の理由づけの（1）で言う「施設収容の障碍者」の親の心理は、一九三三年に公表された医師エーヴァルト・メルツァーの論文「開業医の安楽死に対する態度」のなかのアンケート資料から引用されたものである。このメルツァーの「施設収容の障碍者」の親の心理を知るためのアンケートは、ビンディングとホッヘへの著書の内容を批判するために実施されたものであるが、実際には、わが子の生命短縮を願う親が多く、メルツァーの予期せぬ結果となったのである。[39] 要するに、モレルは、このアンケート資料を逆用し、ビンディング、ホッヘ側に加担するのである。

最後に第三は、殺害正当化の根拠を、経済効率に置いている点である。モレルは、経済効率の観点から、「生きる能力のない者」に対する生活援助を打ち切るべきことを主張し、次のように言う。

五〇〇〇人の精神遅滞の人たち（Idioten）は一人あたり二〇〇〇ライヒスマルクの年度費用が要る。合計すれば年に一〇〇〇万マルクである。これは二億マルクの資金の貯蓄があれば、その五パーセントの利息収入に相当する。(40)

経済効率の優先についてのビンディングおよびホッヘ等の見解についてはすでに述べたのでここでは繰り返さない。ただ注意すべきは、ホッヘもモレルも、経済上の細かい数字を並べ立ててまで、「生きるに値しない」障碍者の殺害を肯定しようとしていることである。ここには、生殖細胞や遺伝子レベルでの人間の資質を主たる問題とする、社会ダーウィニズムや優生学では説明のつかない安楽死への要請があったということだろう。ナチスの安楽死計画と言われるとき、我々は真っ先に、優生学や人種衛生学をイメージしがちであるが、ビンディングやホッヘ、そしてモレル、さらには十九世紀のヨストらの安楽死肯定論の根拠づけには、これらの優生学的根拠は希薄である。優生学や人種衛生学は安楽死肯定のイデオロギーとして利用されたとしても、当時の安楽死肯定論者の本音は経済効率の向上にあったと言っても過言ではないのである（一四一ページ以下の補説も参照)。ヒトゲノム解析の進展している現代においてさえ、誰が優等で、誰が劣等であるかなど、ヒトの遺伝子を調べてもわからない。[41] ナチス時代にあってはなおさらのことである。またヨストやヘッケルに見られるように、ドイツの両世界大戦による甚大な経済的損失を経験していない時代にも、効率に基づく安楽死の肯定がなされていた。我々がナチス安楽死計画の根拠づけを考える場合、留意すべきはこの点である。

以上、『解禁』と「モレルの安楽死に関する報告書」との思想史的関係性について述べてきた。このモレルの報告書が、ヒトラーに手渡され、一九三九年九月一日付安楽死命令にヒトラーが署名するうえでの決定的な役割を果たすことになる。そしてこの署名によって、一九四〇年から四一年にかけて、七万人以上の障碍者が、ドイツ国内の六つの安楽死施設で一酸化炭素ガスによって殺害されるのである。さらにこの手法が、アウシュヴィッツを始めとするユダヤ人絶滅収容所におけるユダヤ人殺害に応用されたこともよく知られている。このような事実を前にすれば、『解禁』が書かれていなければと人は考えるかもしれない。しかし、我々が何よりもなすべきは、ビンディングやホッヘに対する責任の追及ではない。むしろ、未来永劫、二度とこのようなことが生じないように対策を講じることである。対策といっても大業なことではない。一言で表せば、人間の命に優劣はなく、優劣をつけるべき人間もこの世に存在しないという厳粛なる事実を、我々の心に刻み続けることである。

「マタイによる福音書」九章一二節に「医者を必要とするのは、丈夫な人ではなく病人である」

というイエス・キリストの言葉がある。この言葉からすれば、ナチス時代に真の「病人」であったのは、安楽死施設で殺害された障碍者ではなく、安楽死計画を立案し、無実の障碍者殺害に手を貸したナチスの党幹部、行政官、大学教授、医師、医療スタッフ、化学者そして法律家のほうではなかったのか。ほかならぬ彼らにこそ、医者が必要であったと私には思われてならないのである。

＊補説　批判的考察Ⅱで定義されるように、ここでは「優生学」と「優生思想」とを概念上区別する必要がある。優生思想的側面からすると、安楽死肯定論はもちろん『解禁』の見解に存在する。私がここで強調したいことは、『解禁』およびモレルの安楽死肯定論の決定的かつ実証的な要因が、経済的側面や効率優先にあるという事実である。しかしそれは、ナチスの「断種法」や優生学で問題となるような遺伝病あるいは遺伝子レベルの観点からのものではない。ホッヘもモレルも医師ではあるが、遺伝子レベルでの議論を具体的に展開していない。とりわけ注目すべきことは、当時のドイツ優生学の専門家から生殖細胞や遺伝子レベルでの議論はなされるが、安楽死問題については等閑視される傾向にあった。ドイツの優生学、人種衛生学の開拓者であるアルフレート・プレッツ（一八六〇～一九四〇）は、一九一〇年十月のドイツ社会学会第一回大会で「人種概念と社会概念、およびそれに関する二、三の問題」と題する講演を行い、優生学、人種衛生学の課題を次のように述べている。

第一は、……いわゆる自然淘汰を性的淘汰へと変化させることであります。そうすることによって、劣悪な資質を持つ個人は子供を生むことも、また彼らの劣悪な遺伝子を継承させることもなくなるでしょう。第二は究極的な解決策でありますが、淘汰一般を人間の組織体の段階から細胞の段階、とくに生殖細胞の段階へと変化させることであります。すなわち、これは〔淘汰の力点を〕……我々によってその劣等性が何らかの方法で観察され、推論されてきた無能な生殖細胞の消滅へと移すことであります。[42]

ここでは劣悪な資質を持つ個人の性的淘汰、究極的には生殖細胞の淘汰としての断種が示唆されており、安楽死は問題となっていない。ドイツの優生学、人種衛生学が安楽死を問題とするのではなく、断種を主たる問題としたことは、「ナチス優生学のバイブル」とまで言われた『人類遺伝学と人種衛生学の概説』（一九二三年改訂増補版）を書き、[43]一九二三年にミュンヒェン大学でドイツで最初の人種衛生学の講座についたフリッツ・レンツ（一八八七〜一九七六）の見解を見てもわかる。彼は、幻に終わったナチスの安楽死法作成の中心メンバーではあったが、優生学的、人種衛生学的観点からする安楽死には必ずしも賛同していない。レンツによれば、人種衛生学の観点からすれば、「安楽死」は障碍者が「繁殖」しない限り重要な意味を持たない。[44]というのは、断種を行うことで、「繁殖」の危険性を予防することができるからである。要するに、一九二〇年代、三〇年代の優生学的観点、人種衛生学的観点から問題とされたのは、「命を終わらせる行為」としての安楽死よりも、「生殖細胞の消滅」としての断種であったということである。その法律上の「成果」が、日本の「国民優生法」（一九四〇年制定）にも決定的な影響を与えた一九三三年七月十四日制定の「遺伝病子孫予防法」（断種法）にほかならない。[45]

注

（1）これに類似する言葉は、以下で触れるヨストやヘッケルの著作でも使用されている。またヴェーバーも、安楽死を直接の対象とするものではないが、一九一七年の講演「職業としての学問」のなかで使用している。たとえば、「役に立たない生」(nutzloses Leben)、「生きる能力のまったくない者」(vollständig Lebensunfähigen)（以上ヨスト）、「生の価値がまったくない」([das Leben] gänzlich wertlos)（ヘッケル）、「価値を失った生」(wertloses Leben)（ヴェーバー）などがそれである。しかし、一般的に、安楽死の意味で使用されるドイツ語としては「オイタナジー」(Euthanasie) 以外に、「死の幇助」(Sterbehilche) という言葉が当てられており、「生きるに値しない命を終わらせる行為」(Vernichtung lebensunwerten Lebens) という言葉の使用は、管見する限り、『解禁』が最初と思われる。Jost, A., *Das Recht auf den Tod. Sociale Studie*, Göttingen, 1895, S. 16, 42 および Haeckel, E., *Die Lebenswunder*, Leipzig, 1904, S. 134. 後者の邦訳として、ヘッケル、後藤格次訳『生命の不可思議』上下〔岩波文庫、一九二八年〕がある。とくに上巻の一三二ページ参照。ここでは「生存は単に苦痛の源」と訳されており、「生の価値がまったくない」という原文のニュアンスが十分には出ていない。ヴェーバーの「職業としての学問」における「価値を失った生」という言葉については、Weber, M., *Wissenschaft als Beruf*, Berlin, 1975, S. 22f.（野口雅弘訳『仕事としての学問 仕事としての政治』〔講談社学術文庫、二〇一八年〕五六ページ以下参照）。なお、以下のドイツの安楽死論議を収録した文献にも、ヨストおよびヘッケルの著作（ヘッケルの場合には一部のみ）が所収されている。*Quellen zur deutschen Euthanasie-Diskussion 1895–1941*, G. Grübler (Hg.), Müünster, 2007, S. 21–49 および S. 78–81.

（2）Binding, K. und Hoche, A. *Die Freigabe der Vernichtung lebensunwerten Lebens. Ihr Maß und ihre Form*, Felix Meiner, Leipzig, 1920, 62 S. なお、ビンディングの「法律家の見解」の部分の邦訳には、中野峯夫訳「ビンディングの殺人許容」〔『法学論叢』第一一巻第五号〔一九二四年〕一一〇～一三六ページ〕がある。ただし、注は訳出されていない。今回の訳出にあたって、参照した。また英訳も出版されている。電子版については、以下を参照。*Allowing the Destruction of Life Unworthy of Life: Its Measure and Form* (English Edition), C. Modak, (Translation), Kindle 版, 2012. なお、同一内容で表題の異なる *Permitting the Destruction of Life Unworthy of Life* (English Edition), Kindle 版, 2012 もある。

（3） Klee, E., <*Euthanasie*> *im NS-Staat. Die* <*Vernichtung lebensunwerten Lebens*>, Frankfurt am Main, 1985, S. 19-28. 松下正明監訳『第三帝国と安楽死——生きるに値しない生命の抹殺』〔批評社、一九九九年〕一五～二八ページ。クレーは、上記の著作の新版を二〇一〇年に公刊している。内容的にはナチズムの安楽死計画前史に関する記述が量的に減っている。Klee, E., <*Euthanasie*> *im Dritten Reich. Die* <*Vernichtung lebensunwerten Lebens*>, Frankfurt am Main, 2010. なお、一九八五年版と二〇一〇年版とで書名が若干変わっている。

（4） Dieselhorst, M., *Die Euthanasie im* <*Dritten Reich*>, Frankfurt am Main, 1989, S. 119f. Schmuhl, H-W., *Rassenhygiene, Nationalsozialismus, Euthanasie*, 2. Aufl., Göttingen, 1992, S. 115-125. Benzenhöfer, U., *Der gute Tod? Geschichte der Euthanasie und Sterbehilfe*, Göttingen, 2009, S. 89-96. 河島幸夫『戦争・ナチズム・教会——現代ドイツ福音主義教会史論』〔新教出版社、一九九三年〕二六四～三一二ページ、小俣和一郎『ナチス もう一つの大罪——「安楽死」とドイツ精神医学』〔人文書院、一九九五年〕三一～三四ページ、ヒュー・G・ギャラファー、長瀬修訳『ナチスドイツと障害者「安楽死」計画』〔現代書館、一九九六年〕八九ページ、一三一～一三二ページ、二三七ページ。河島の上記の書は、『解禁』を詳細に論じている。なお、クレーの著作が出版される以前にビンディング、ホッヘに言及した、刑法学者の宮野彬の労作があることを忘れてはならない。宮野彬「生きる価値のない生命を絶つことの許容性——ビンディングとホッヘの見解を中心に」『法学論集』〔鹿児島大学法文学部紀要〕第三号〔一九六七年〕一三〇～一五九ページ、同『安楽死から尊厳死へ』〔弘文堂、一九八四年〕二九九ページ以下。なお、ベンツェンヘーファーは『解禁』とモレルの「報告書」について簡単に触れている。Benzenhöfer, U., Bemerkungen zur Binding-Hoche-Rezeption in der NS-Zeit, in: "*Die Freigabe der Vernichtung lebensunwerten Lebens*", O. Riha (Hg.), Aachen, 2005, S. 130f. このリハ編集の著作は、二〇〇四年十二月にライプツィヒで行われたビンディングとホッヘへの『解禁』に関するシンポジウムの記録論集である。

（5）Mendelsohn, M., *Über die Euthanasie* (1897), in: Grübler (Hg.), op. cit., S. 50–60. なお、メンデルゾーンの論文は、最初、*Zeitschrift für Krankenpflege* 1, 1897, S. 1–7, S. 36–39 に所収された。この論文にはヨストの著作に触れた箇所はない。森鷗外「甘瞑の説」は、『鷗外全集』第三三巻〔岩波書店、一九七四年〕六〇五〜六〇八ページ。メンデルゾーンの論文と鷗外の「甘瞑の説」との関係性については、金城ハウプトマン朱美「森鷗外「甘瞑の説」とマルティン・メンデルゾーン「安楽死について」の比較考察」『独逸文学』〔関西大学〕第六〇号〔二〇一六年〕四七〜七六ページを参照のこと。鷗外の抄訳の冒頭には、「甘瞑（Euthanasie）とは安く死する謂のみ」（森前掲書、六〇五ページ）とあり、「安楽死」という言葉は使われていない。「安楽死」という言葉・訳語が日本で初めて使用されたのは、日本安楽死協会（当時）によれば、一九四八年の『リーダース・ダイジェスト』八月号におけるセルウィン・ジェームスの「安楽死「慈悲の介錯」は悪いか」という邦訳文のなかでである。この邦訳文は以下で読むことができる。日本安楽死協会編集『安楽死論集』第一集〔出版科学総合研究所、一九七六年〕一〇四ページ以下。また同第三集〔一九七九年〕七ページ以下の太田益路「安楽死の訳語・思想と文芸」も参照。戦前の日本での euthanasia, Euthanasie の訳は、「安死術（オイタナジー）」と訳すのが通例であった（太田、一四ページ）。本書「テクスト読解のためのガイド」（六ページ）で触れた馬場辰猪の論壇での問題提起は、「患者ガ決心ヲ求ムル時ハ医師立会ノ上之ニ応ズベシトノ明文ヲ法律ニ掲グルノ可否」（『國友雑誌』五三号、五四号、一八八二年十月、十一月）というものであるが、「安楽死」という言葉はまったく用いられていない。『馬場辰猪全集』第二巻〔岩波書店、一九八八年〕五一五ページ以下参照。

（6）ビンディングの略歴については、Binding, Karl (1841-1920), in: *Juristen. Ein biographisches Lexikon. Von der Antike bis zum 20. Jahrhundert*, M. Stolleis (Hg.), Müinchen, 1995, S. 86f.「ビンディング」、クラインハイヤー、シュレーダー編、小林孝輔監訳『ドイツ法学者事典』〔学陽書房、一九八三年〕二九ページ以下。『刑事法辞典』（伊東研祐執筆）〔信山社、二〇〇三年〕六七〇ページ。

（7）「旧派刑法学」および「新派刑法学」については、前掲『刑事法辞典』（山中敬一執筆）一二四ページ以下、四六〇ページ以下。

（8）M. Stolleis (Hg.), op. cit., S. 87. なお『ドイツ普通刑法綱要・教科書』は、『ドイツ普通刑法綱要』と『ドイツ普通刑法教科書』が別個に公刊されている。

（9）罪刑法定主義については、前掲『刑事法辞典』（門田成人執筆）、二九六ページ以下。

（10）ホッヘの略歴については、Klee (1985), op.cit., S. 19（前掲訳書、一五ページ以下）、『精神医学事典』縮刷版（神谷美恵子執筆）〔弘文堂、二〇〇一年〕九〇二ページ、Biographical Archive Psychiatry, https://biapsy.de/index.php/en/, 06/15/2020 などを参照。

（11）前掲『精神医学事典』縮刷版（神谷美恵子執筆）、九〇二ページ。

（12）内村祐之『わが歩みし精神医学の道』〔みすず書房、一九六八年〕七二ページ以下。Hoche, A., *Vom Sterben. Kriegsvortrag gehalten in der Universität am 6. Novemver 1918*, Jena, 1919, S. 17. なお、ビンディングは『解禁』で、このホッヘの著作に原注（7）（9）（31）（48）で触れている。とくに一〇三ページの原注（31）を参照。

（13）Klee, op. cit., S. 25（前掲訳書、二三ページ）。内村はホッヘの門弟オスヴァルト・ブムケから伝え聞いたこととして次のように言う。「息子の戦死とドイツの敗戦とが、彼に癒やし得ぬ痛手を与え、それ以後の彼には以前の活発さや社交性が見られなくなった……。ホッヘは一九四三年に死んだが、その死の二年前にも、「学問のひき出しは、とっくに閉じてしまった」と語ったということである」。内村前掲書、八五ページ。ホッヘの安楽死に対する積極的な主張も、戦争の悲劇的帰結と言えなくもない。

（14）以下、注（1）に記載したヨスト『死への権利』（*Das Recht auf den Tod*）からの引用については、引用した原文のページ数を文中に示す。

（15）『死への権利』については、ベンツェンヘーファーの著作も参考になる。Benzenhöfer (2009), op. cit., S. 82–84. また松田純『安楽死・尊厳死の現在』〔中公新書、二〇一八年〕一八九ページ以下にも、ヨストの『死への権利』の要点が簡潔に解説されている。

（16）Gundlach, H., Adolf Lothar Jost, geb. Pischl (1874 - unbekannt). Bemerkungen zu Leben und Lebensdaten, in: *Geschichte der Psychologie. Nachrichtenblatt der Fachgruppe Geschichte der Psychologie*, 14–2, 1997, S. 15 f. ヨス

トを法律家とする二次文献もある。しかし、実際には法律家ではなく、一八九五年当時は学生であり、その後、心理学を研究したことが、資料を調べるなかで判明した。河島前掲書、二五八ページおよび佐野誠『近代啓蒙批判とナチズムの病理――カール・シュミットにおける法・国家・ユダヤ人』〔創文社、二〇〇三年〕一六三ページでは、ヨストを法律家としているが、訂正する必要がある。ただし、ヨストの詳細な履歴はわかっていない。

(17) 旧版(窓社版)の公刊時(二〇〇一年)には気づかなかったことであるが、ビンディングとホッヘは、かなり多くの箇所を、ヨストの『死への権利』に依拠している。

(18) ヨストによれば、十八世紀においては、少なくとも自殺許容の問題に関しては、イギリスのデイヴィッド・ヒュームやドイツのヨハン・ロベックらによって、真剣な論議と批判が重ねられてきた。しかし、十九世紀のドイツでは、自殺論議が表面的な論議に終始するだけではなく、自殺論議以上に重要な、精神的あるいは肉体的に苦悩している病者に対する「死への権利」に関する問題が、等閑視されているのである。彼はまさにこのことに苛立ち、憤激する。Jost, op. cit., S. 1.

(19) ヒポクラテス、小川政恭訳『古い医術について』〔岩波文庫、一九六三年〕一九一ページ以下。

(20) 古代ギリシャに起源を持つ、ニーチェやヘッケルの提起した新生児殺害や遺棄の問題については、別に考える必要がある。ニーチェの問題提起については、佐野前掲書、一六〇ページ以下で少し触れてある。またヘッケルのそれについては、Haeckel, *Die Lebenswunder*, S. 135f.(前掲訳書、一三四ページ以下)を参照。

(21) Ebenda, S. 99(前掲訳書、上、一三三ページ)。ヘッケルの一元論については、同訳書、下、四八一ページ以下を参照。

(22) ハンセン病者(Aussätzige)を安楽死の対象としているのは、ヘッケルに固有と思われる。二十世紀初頭におけるハンセン病が「治療不能な病」で隔離すべきであったかどうかは、現代に至るまでこの病の医療上および人権上の「誤解」が大きかっただけに、再吟味すべき課題である。この問題を考えるうえで、日弁連法務研究財団ハンセン病問題に関する検証会議編『ハンセン病問題に関する検証会議最終報告書』上下〔明石書店、二〇〇七年）、尾崎元昭『隔ての海の岸辺で――長島愛生園便り』（榕樹書林、二〇〇九年）、そして犀川一夫／森修一／石井則久『世界ハンセン病疫病史――ヨーロッパを中心として』（皓星社、二〇一二年）などは参考になる。なお、二〇一六年六月十一日に東京大学で行われた法制史学会第六八回総会で、佐野は以下のテーマで報告した。佐野誠「ハンセン病におけるスティグマの形成と人権――旧約聖書「レビ記」一三章以下における「ツァーラアト」の「誤訳」を前提として」（法制史学会「総会・研究大会の記録」、https://www.jalha.org/soukai2/log/、二〇二〇年六月二十五日）。この報告はいまだ活字にはなっていないが、関連の論文として以下を参照。佐野誠「ツァーラアト（צרעת, ṣāra'at）の聖書翻訳史と人権――ハンセン病の概念史的問題について」『ナマール』第一九号（神戸・ユダヤ文化研究会、二〇一四年）六〇頁以下。

(23) 治療不能な精神的病にある者に「同意」がない場合の安楽死容認要件に関しては、ヨストは慎重である。なおフロイトやクレペリンの精神医学が開花するのは二十世紀になってからである。

(24) 詳細は「批判的考察Ⅱ」を参照。安楽死・尊厳死問題に限定すれば、当事者の判断能力の有無は、今後とも論争的課題となろう。この点に関しては、現代の安楽死・尊厳死の合法化問題を先進各国の実態からまとめた、松田前掲書、および安藤泰至『安楽死・尊厳死を語る前に知っておきたいこと』（岩波ブックレット、二〇一九年）も基礎的な観点から書かれており、参考になる。

(25) 詳細は不明であるが、ベンツェンヘーファーは、より具体的な死の原因として、①ヨストの著書の公刊後、医師である父親が高齢で自殺をしたこと、②父親の遺書に「生きることにもはや喜びを見出せなくなるようであれば、自殺をするように」というヨストへの自殺の勧誘が記載されていたこと、そして③ヨストが父親のかなりの額の遺産を使い果たしてしまったこと等で心労が重なり、治療不能な重度精神疾患に襲われたことを挙げている。Benzenhöfer (2009), S. 82.

(26) Schmuhl, op. cit., S. 119-125. 河島前掲書、二七九ページ以下。また Benzenhöfer (2009), S. 93f. も参考になる。

(27) ちなみに、プロテスタントの神学者であるカール・バルトは、安楽死一般にキリスト教の立場から反対している。端的に言えば、「人間の生に終わりを与えることは、ただ神の事柄」に属するからである。また内村鑑三は、安楽死について直接に述べてはいないが、自殺一般については、バルトと同様の理由から反対している。すなわち、「基督者は主の所有である、キリストの属である、故に彼は自から生きんと欲して生くる事は出来ない、又自から死なんと欲して死ぬることは出来ない、故に彼に取りては自殺は他殺と共に禁物である」。カール・バルト、村上伸訳『キリスト教倫理』Ⅲ〔新教出版社、一九六四年〕一五八ページ。内村鑑三「自殺の可否」（一九一二年）『内村鑑三全集』第一九巻〔岩波書店、一九八二年〕二四〇ページ。

（28）Dokument 3, in: *Erfassung zur Vernichtung. Von der Sozialhygiene zum Gesetz über Sterbehilfe*, K. H. Roth, (Hg.), Berlin, 1984, S. 129. 以下、*Erfassung zur Vernichtung* と略記する。

（29）Roth, K. H. /Aly, G., Das <Gesetz über die Sterbehilfe bei unheilbar Kranken>. Protokolle der Diskussion über die Legalisierung der nationalsozialistischen Anstaltsmorde in den Jahren 1938–1941, in: *Erfassung zur Vernichtung*, S. 111.

（30）Dokument 1, in: *Erfassung zur Vernichtung*, S. 121f.

（31）たとえば、カール・クレー「生きるに値しない命を終わらせる行為の解禁」〔一九二二年〕、アレクサンダー・エルスター「生きるに値しない命の解禁」〔一九二三年〕、ルドヴィヒ・エーベルマイヤー「司法における医師と患者」〔一九二五年〕といった、『解禁』が契機となって書かれた諸論文、およびヴァイマール期の刑法に関する教科書等が挙げられている。Dokument 1, in: *Erfassung zur Vernichtung*, S. 122.

（32）佐野誠「幻に終わったナチスの安楽死法――ナチズムの生態と病理」『Historia Juris 比較法史研究』八号〔未來社、一九九九年〕二五三～二七四ページ。

（33）テオドア・モレルの略歴については、Irving, D., *Die geheimen Tagebücher des Dr. Morell. Leibarzt Adolf Hitlers*, München, 1983, S. 25–29。ジェームズ・テーラー／ウォーレン・ショー、吉田八岑監訳『ナチス第三帝国事典』〔三交社、一九九三年〕二七八ページ以下。ヒトラーがパーキンソン病の疑いがあったことについては、小長谷正明『ヒトラーの震え　毛沢東の摺り足――神経内科からみた20世紀』〔中公新書、一九九九年〕三～二八ページ。ちなみに、ヒトラーの愛人エヴァ・ブラウンは、ホフマンの撮影助手として働いていた。

(34) Dokument 2, in: *Erfassung zur Vernichtung*, S. 125.

(35) Dokument 2, S. 123.

(36) Dokument 2, S. 123, Anm. 4.

(37) Dokument 2, S. 123.

(38) Dokument 2, S. 123f. さらに佐野前掲論文、二六一～二六三ページ。

(39) メルツァーはすでに一九二五年に、このような調査を著作『「生きるに値しない命」の短縮の問題』のなかで公表している。これについては、河島前掲書、二八二ページおよび Benzenhöfer (2009), S. 95f.

(40) Dokument 2, S. 128.

(41) ヒトゲノムについての入門的な解説については、榊佳之『ヒトゲノム――解読から応用・人間理解へ』〔岩波新書、二〇〇一年〕。「人種」と遺伝学の非関連性を主張した以下の著作も参照のこと。ベルトラン・ジョルダン、山本敏充監修／林昌宏訳『人種は存在しない――人種問題と遺伝学』〔中央公論新社、二〇一三年〕。

(42) *Verhandlung der ersten deutschen Soziologentages v. 19–22. Oktober 1910 in Frankfurt*, Tübingen, 1911, S. 135f.

(43) Bauer, E./Fischer, E./Lenz, F., *Grundriß der menschlichen Erblichkeitslehre und Rassenhygiene*, München, 2. Aufl., 1923.

(44) Lenz, F., *Menschliche Auslese und Rassenhygiene (Eugenik)*, München, 1931, S. 306f. Schmuhl, op. cit., S. 97. この点については、佐野誠「ナチス『安楽死』計画への道程――法史的・思想史的一考察」『浜松医科大学紀要』第一二号〔一九九八年〕一五ページ。

(45) 遺伝病子孫予防法については、米本昌平『遺伝管理社会――ナチスと近未来』〔弘文堂、一九八九年〕一二三ページ以下。一九〇五年にベルリンで結成された優生学の研究を主たる目的とする人種衛生学会（Gesellschaft für Rassenhygiene）機関誌の方針については、Vorwort, in: *Archiv für Rassen- und Gesellschaftsbiologie*, vol. 1, 1904, S. VI f. ドイツ優生学、人種衛生学の歴史については、Weingart, P./Kroll, J./Bayertz, K., *Rasse, Blut*

und Gene. Geschichte der Eugenik und Rassenhygiene in Deutschland, Frankfurt am Main, 1988, S. 188f. とくにヴァイマール共和制期における指導的な優生学者に、ユダヤ人が比較相対的に多かったことについては、*Medizin im Nationalsozialismus (Kolloquien des Institutes für Zeitgeschichte)*, München, 1988, S. 14, S. 32. イギリス、アメリカ、ドイツ、北欧、フランス、そして日本の優生学の比較考察については、米本昌平／松原洋子／橳島次郎／市野川容孝『優生学と人間社会——生命科学の世紀はどこへ向かうのか』（講談社現代新書、二〇〇〇年）。なお、旧版における佐野の安楽死「経済効率論」に対して、小松美彦は、次のように言う。「当時の安楽死肯定論者の「本音」なる「経済効率向上」とは、はたして何か。「国家有機体の管理・訓育」という視座からすれば、安楽死の思想はすべて一貫したものと捉えられよう」と。確かに、この観点は当時のドイツでは妥当するかもしれない。しかし英米系の安楽死論については、「国家有機体」という観念が希薄であるため、別に考察する必要があろう。小松美彦『生権力の歴史——脳死・尊厳死・人間の尊厳をめぐって』（青土社、二〇一二年）二四三ページ以下。とくに、二五四〜二五五ページ。旧版の書評については、幾つか出ているが、ここでは二つだけ挙げておく。市野川容孝「生命の「選別」「抹殺」（インタビュー『「生きるに値しない命」とは誰のことか』をめぐって）」『図書新聞』二五七三号、二〇〇二年、一〜三面、恒木健太郎「カール・ビンディング／アルフレート・ホッヘ著、森下直貴／佐野誠訳著『「生きるに値しない命」とは誰のことか』」『ナマール』第七号（神戸・ユダヤ文化研究会、二〇〇二年）七八〜八四ページ。恒木の見解は、小松のそれに近いが、医師による患者の延命については、診療報酬の増額との関連で捉えており、注目に値する。

Ⅱ

「生きるに値する命」とは誰のことか

——老成学の見地から*

森下 直貴

『解禁』は一〇〇年前の著作である。しかし、その思想構造はけっして古びていない。それどころか現在でも、安楽死に関する種々の言説や論争の隠れた土台となっている。おそらく将来においても同じことだろう。

「プロローグ」では九十歳近い老人の訴えをとりあげた。

「失禁や嚥下障害が生じ、オムツを着けて寝たきりの状態になったら、生きていたくない。周囲の人や自分のことまで分からなくなったら、生きていても仕方がない。だから死なせてほしい。できればそうなる前に安楽死したい」

右の訴えは当人にとってはまことに切実である。これと同趣旨の記述がホスピス医の山崎章郎の著作にもある（『「在宅ホスピス」という仕組み』一八二〜一八三ページ）。しかし、訴えられた側は何とかしてあげたいと焦るが、返す言葉が見つからない。ところが、その訴えには『解禁』に通じる能力差別の見方、つまり優生思想が潜んでいるとしたらどうだろうか。仮にそうだとしても、当の老人にはどのように返答したらいいのだろうか。

二〇一六年、右のような老人の訴えを代弁し、安楽死問題に一石を投じたのが当時九十二歳の橋田壽賀子だった。橋田の考えはエッセイとして公表され、のちに拡充されて著書になり、一定の反響を呼んだ（『安楽死で死なせて下さい』）。そこで、パンデミックや相模原事件を頭の片隅に置きつつ、橋田の考えを検討するなかで、安楽死を希望する老人に対する向き合い方として何がふさわしいかを探ってみたい。

＊旧版における私の見地は「ウェルビカミング（安らぎ）」であったが、二〇年が経過するなかで「コミュニケーションシステム」へと拡張した。この新たな見地を体系化したのが「システム倫理学」であり、また「システム倫理学」を応用したのが「老成学」である。この批判的考察は「二　テキスト解釈の試み」を除いて「老成学」の見地から書き直されている。

「老成学」は超高齢社会の課題に応える総合的な学問であり、老いの深まりに応じた成熟のモデルを探求する。この探求がめざすのは、老人世代による同世代同士の互助と若者世代への支援であり、これを軸とする多世代間のコミュニケーションに基づいた持続可能な社会である。

なお、旧版の「ウェルビカミング」の見地は拙著『健康への欲望と〈安らぎ〉』として展開され、また新版の「コミュニケーションシステム」の見地は同じく拙著『システム倫理学的思考』にまとめられている。

一　安楽死をめぐる論じ方

広義の安楽死は「テクスト読解のためのガイド」で説明したように、積極的な介入のほか、自殺幇助や、生命維持装置の取り外し、深い鎮静を含んでいる。安楽死を論じる際、あらかじめ留意する必要があるのは、問題を立て事象を切りとる「論じ方」である。これまで主流だったのは、死に方をクローズアップし、人工呼吸器・致死薬・鎮静といった医療上の処置の是非に焦点を合わせ、正当化の論理に注目する論じ方である。しかしそれでは、安楽死問題のもつ幅と奥行きを最初から狭めてしまうことになろう。*

*この例として最近の学術書から有馬斉『死ぬ権利はあるか』を挙げよう。有馬は医療者の処置に視線を限定して英米系の論争を整理している。この視線は論争全体の構図を見渡すのには有用であり、そこから政策提言につなげる姿勢にも共感できる。しかし、特定の段階の特殊な行為をめぐる論理に視点が限定されるため、問題を捉える視野を狭めている。

死に方とは人生の最期の迎え方であるが、これはそれまでの老い方から切り離せない。老い方は人生後半の生き方である。生き方の延長線上に最期の迎え方が位置している。そうなると、医療者のふるまいではなく、老人（患者）本人の生きる意欲や生きる意味に視線を向けなければならない。しかも、論理的正当化一本やりの議論では、老いにともなう複雑な体験を掬いとることはできない。*

*老人問題を扱うには老年学者たちは若すぎると苦言を呈したのは、当時九十二歳のジョーン・エリクソンである（『ライフサイクル、その完結』増補版、一八六頁）。

私の考えでは、生き方とは他人との関わり方であり、関わり方とは役割をともなうコミュニケーションである。老いの深まりに応じて生き方も変容する。生き方の最後の段階が死に方（つまり最期の迎え方）である。とするなら、人生の段階のどんな状態にあっても、人の生き方には一定の役割がともなうはずである。生きていても死んでいても、若くても老いても、ボケてもボケなくても、寝たきりでも寝たきりでなくても、会話ができてもできなくても、その姿を他者に見せる、あるいは他者から見てもらうという役割である。

もちろん、最期の迎え方は認知症や老衰になる老人だけに限らない。老化とは必ずしも関連しない末期がんとか、神経難病や慢性疾患から死にいたるコースもある。しかし、死にいたるコースはそれぞれ異なるとしても、最期の迎え方という点ではどれも同じである。また、安楽死問題は老人や患者だけのものではない。自殺の延長線上に安楽死があると考えるなら、中高年や若者を含めて生きづらさを感じているすべての世代にも関連する。老人の生き方と死に方に当てはまることは、老人以外の人々にも当てはまるはずである。

この考察の展開の筋をあらかじめ示しておこう。

まずは『解禁』のテクストを私なりに読んでみる（第二節）。そのうえで『解禁』の思想構造をとりだす（第三節）。この思想構造を支えているのは「役に立たない」命を選別する優生思想である。続いて安楽死を希望する橋田壽賀子の考えを分析し、『解禁』と比較しながら検討する（第四節）。その結果、老人である自分を「役に立たない」とみなすかぎり、酷で厳しい言い方になるが、橋田の考えにも優生思想があることが見えてくる。

しかし、老人はいかなる意味でも「役に立たない」のか。そもそも「役に立たない」とか「役に立つ」とはどういうことか。優生思想の前提には能力差別があり、能力差別の根源には社会集団がある。そこまで問い返すことで初めて、人は老いても、寝たきりでも、死に際しても、生きているかぎりコミュニケーションのなかで役割をもつという見地が浮かび上がる。能力差別の根深い常識と対峙できるのは安楽死ではない。人生の姿を若い人に見てもらうという役割を意識した死に方ではなかろうか。これが考察の結論である。

二　テクスト解釈の試み

1　法律家の見解

立論の枠組み

冒頭には論述の枠組みが語られている。これに関して三点をとりあげたい。

まず、ビンディングが冒頭で提出する「問題」とは、「**命を終わらせる行為が許されるのは、現行法がそうであるように緊急事態を除けば、相変わらず本人の自殺に限定されるべきか。それとも、他者による殺害へと法的に拡大されるべきか、また、その場合にはどの程度の範囲まで**

か」（一九ページ）というものである。

彼はこの問題に「長年頭を悩ませてきた」と語る。何が彼をそうさせたのだろうか。この背景には何があるのか。その答えは第三章ではっきりするだろう（「問題の背景」の項で言及する）。

次に、問題を考察するやり方に関して、彼は「法学としての厳密な取り扱い」にこだわる。しかも「現行法」を出発点におく。これが批判的考察Ⅰで「法実証主義者」（一一八ページ）といわれる所以であるが、逆にいえば、その内部でしか自他の「殺害」を論じないということである。ここに本書の特徴とともに限界がある。限界とは、法律（純理論と立法論）と（刑事司法）政策、法律と道徳（モラル）、社会制度としての法律と医療現場の倫理、これらのあいだの異同と連関がほとんど考慮されていないことである。

しかし、それだけに止まらない。さらに法律専門家という特別のエリートの視点、もっと一般化すれば、後述するような「知性優位の人間観」が自明のこととされている（この点はもう一人の著者、精神科医のホッヘでも同様である）。「生きている価値」に関して、この人間観こそが著者たちの見解の根底にある核心にほかならない。

最後にビンディングは、これまで「実定法上の出発点」が間違いや不正確であったと批判しているが、彼自身は何を出発点にするのか。それを先取りしていえば、他者殺害の出発点は「自殺共犯」（第一章）でも「純粋な安楽死」（第二章）でもなく、「同意」と「耐え難い苦しみ」という「二種の特別減刑理由」（第四章）なのである。

命の主権者と自殺

第一章Iでは、人は運命として引き受けた生に関して「主権者」であるから、自分の「命を終わりにする自由」がある、つまり自殺の自由があると述べられている。ビンディングは「主権者」の概念から「自殺」がストレートに導かれると考えている。また、自然法でも同様の結論になるとみなしているが、必ずしもこの解釈が唯一というわけではない。むしろ、アウグスティヌス以来のキリスト教の公式見解では、自殺は神の思し召しに逆らう重罪である。自殺否認を「およそキリスト教らしからぬ」と非難するところに、自殺に対するビンディングのスタンスが窺える。

それはともかく、自殺が「安楽死」を考察するうえで重要なテーマであることは疑いない。両者の違いは医師の管理の掌中にあるかどうかの点だけであって、事柄そのものとしては重なる。安楽死（の一部）とは「病人」の自殺にほかならない。それゆえ、自殺の問題を徹底的に考察する必要がある。

文中には「自殺」に相当する二つのドイツ語（"Selbsttötung"と"Selbstmord"）が登場する。前者は「自己殺害」、後者は「自己謀殺」と訳すことができる。ビンディングとしては善悪評価なしの前者だけを用いたいところだろうが、謀略という否定的な意味合いをもつ後者を払拭できないのは、西洋（の一神教）社会ではこれまで「自殺」に対して「悪しざま」な見方が支配的だったからにほかならない（なお、文中では両者が厳密に区別されていないため、途中からはあえて訳し分けることはしなかった）。

古代ギリシャ・ローマの時代には自殺に関して肯定と否定の両様の見方が並列していた。しかし、キリスト教が浸透した中世以降には否定評価（「悪魔に唆《そそのか》された狂気」）一色に染まり、それが近代医学（うつ病、精神の病）や社会学（社会の病理）に踏襲され、刑法学の基礎になった。他方、それとは対照的にイエスの自己犠牲やカトーに体現された「意志的な自殺」に対する憧憬が脈々と続いてきた（以上の歴史についてはモーリス・パンゲ『自死の日本史』に詳しい）。

ドイツの実定法では自殺の自由の位置が曖昧だと述べられている。この点はわが国でも同様であろう。そこでビンディングは、「最大限の学問上の厳密さ」をもって自殺の位置を検討し、不法行為説と合法行為説という二つの対照的な立場を吟味する。その結果、自殺は不法行為でも合法行為（権利）でもなく、むしろ人は「自らの生存とその生き方に対する主権者」（三〇ページ）であることを根拠にして「法的に許された行為」と結論づける。

他方、この許容が当てはまるのは「生の担い手自身」だけであるから、自殺共犯（自殺者を手助けして同意のうえで殺害すること）はあくまで「違法」とされる。ということは、自殺共犯は「他者殺害」解禁の出発点にはならないということである。

しかし、自殺について法律で無規定のままにしておくことと、「法的に許された行為」と明記することとのあいだには、刑事司法政策や個人モラルに対する影響の点で無視しえない違いがあるように思われる。理論と政策とモラルを総合的に考慮したとき、わが国では自殺をどう位置づけるべきだろうか。

純粋な安楽死

第二章の冒頭では、「死の幇助」という言葉は「近年の文献のなかに突如現れてきた」が、その意味するところは曖昧だから、なんらかの区別が必要であると述べられている。ビンディングによれば、区別する基準は二つある。

一つは鎮痛剤（モルヒネ注射）が直接的な死因になるかどうか、もう一つは死が確実で切迫している致死的な状況にあるかどうかである。直接的かつ致死的な場合だけがここで「純粋な安楽死」と呼ばれる。これはいわゆる慈悲殺（安楽死）のことで、第三者殺害のうちこれまで刑事訴追を受けてこなかった唯一のものである。その理由について彼は、基本的には治療行為（癒やしの業）なのだから当然だとみなしている。酷い痛みに苦しむ患者に安らぎをもたらす行為は、法律上の言及がなんらなくとも「許された治療」にほかならない。

「穏やかで安らかな死」（英語は“gentle and easy death”、ドイツ語は“leichter und schöner Tod”）という本来の意味が変質し、それをもたらす行為としての「慈悲殺」を意味するようになったのは、英語圏では十九世紀後半（一八六九年初出）からである（『オックスフォード英語辞典』）。ドイツでもやや遅れて似たような状況にあったことがここでの叙述から窺える。原注には一八八五年、一八九二年、一八九五年（ヨスト）という年が文献として挙げられている。その意味では、この第二章は歴史的に貴重な証言である（第三章の冒頭にも同様の指摘がある）。

なお、『ブロックハウス百科事典』によると、ドイツでは一九一三年に「一元論者」たちの仲間内で「安楽死」を無罪にすべしという議論が始まったとある。また、小説『高瀬舟』（一九一六）には、若き留学生の森鷗外が鋭敏に感じた当時の雰囲気と問題意識が反映されている。「純粋な安楽死」とは現代風に言うと「積極的安楽死」のことである。現在、法律上認められている国はオランダ、ベルギー、ルクセンブルク、カナダ、オーストラリアの一州である。他方、医師による自殺幇助は上記の国以外に、米国の十余りの州とスイスである。なお、コロンビアでは積極的安楽死だけが合法化されている（安藤前掲書）。

わが国では緩和医療の現場で深い鎮静（セデーション）にともなう「間接的安楽死」ですら論議を呼ぶ状況にある。彼我のこの落差は何を物語っているのか。一九二〇年のドイツが進んでいて、今日の日本の医療現場と社会が遅れているということなのだろうか。事柄はそれほど単純ではない。

ここで「許された行為」と断定された後に続く箇所に注目してみよう。「**しかもその際、苦痛に苛まれた患者の同意はまったく重要ではない**」（三七ページ）。もちろん、用心深いビンディングのことだから、患者の明示的な拒否を無視してはならないと断ってはいる。しかしそう断りながらも、多くの事例では患者は「その時点で〔明瞭な〕意識のない」状態にあり、そのときには同意を確認できなくなる、だから確認する必要はないのだと続ける。

このあたりの論の運びには曖昧さと危うさがある。というのは、「その時点で〔明瞭な〕意識のない患者」にモルヒネを注射するという事態が理解し難いからである。「意識がない」とは痛みを感じていないことを意味するのではないのか。痛みで苦しんでいるからこそ治療介入するわけで、苦しんでいないのならそもそも介入の必要もない。それとも、混濁したり意識が戻ったりする状況では明確な同意を取り難いということなのだろうか。仮に後者だとしても、なんらかのかたちで同意を得るように努めればよいことであって、「同意がまったく重要でない」と言い放つのは言い過ぎであろう。

ともかく、訳文としては後者の線をとって「明瞭な」を補ってみた。それでも釈然としないものが残る。ちなみに、「モルヒネ注射即慈悲殺」という見方が変化し始めたのはようやく一九六〇～七〇年代であり、「WHO方式がん疼痛治療法」が発表されて緩和医療が広まったのは一九八六年である。その点を考慮しながら読む必要がある。

この章全体の奥に透けて見えるのは、当時、医療現場では実際に患者の同意がなくても医師の裁量で「純粋な安楽死」が横行していたという現実だ。オランダの場合、近年も現場で「非自発的安楽死」が顕在化することなく拡大しているのは動かし難い傾向である。その延長線上に「自発的安楽死」に大きく傾斜した世論があることを忘れてはならない。イギリスと違って、ホスピスや緩和ケア（そしてこの延長線上にある「間接的安楽死」）を等閑にする方向に大きく舵を切ってきた結果、オランダが「自発的安楽死」社会に突入していった点については、ハーバート・ヘンディン『操られる死』に詳しい（ただし、ヘンディンの見解にも一種の狭量さがないわけではない）。

とはいえ、本章には大事な事柄が含まれている。「安らかに死にたい。あわよくば……治りたい」とは柳原和子の言葉だが（『がん患者学』Ⅰ五ページ、Ⅱ三五八ページ）、そこで言われている「安らかさ」とは少なくとも最低限「苦痛がない」ということであろう。「苦痛」があるからこそ（それがすべてではないにせよ）安楽死という問題が発生する。「苦痛がない」という意味での安らぎのもつ重要性には留意しておきたい。

問題の背景

第三章の冒頭では、他者の殺害の解禁拡大を求める「新運動」について言及されている。この運動やそれを準備した二つの潮流のなかに、導入部で指摘した「問題」意識の源泉を推測できる。その運動とは「耐え難い生からの救済を願う人たち」から請求された「死に関する権利」運動である。前章の「自殺幇助」という言葉もこの運動と関連している。

それに先行する二つの潮流のうち、一つは「同意」に焦点を合わせるローマ私法の拡張解釈である。傷害さらには殺害への同意を認めるこの立場には、フンボルトをはじめとして数多くの著名な法学者がいる。このテーマにビンディングも学究生活の当初から関心があったはずだ。

もう一つは傷害への要請がどの程度の「減刑理由」になるのかをめぐる立法論である。要請を受けて殺害したのに重い刑罰を科されるという不合理に対して、十九世紀前半からドイツ各州の刑法典にはそれに関する規定が見られる。しかしドイツ帝国刑法典ではなんら進展が見られていないことが説明されている。この立法論にも法実証主義者としては多大な関心をもっていたはずである。

さて、ここで注目しておきたいのは、「同意」や「要請」へのこだわりである。本人の気持ちや意志が大切であり、基本的に尊重されるべきものである点には疑いはない。しかし「殺害」に関しても個人の「同意」や「要請」にこだわり続けるところには、文化伝統の特定の偏りを感じざるをえない。

また、「生存意思」に対する関係にも注意しておこう。「同意」があれば、たとえ殺害されても「生存意思」の蹂躙《じゅうりん》にはならないと言われる。ということは、「同意」できる人と「生存意思」のある人とはぴったり重なることになる。

とはいえ、「同意」にこだわると弱点も生じる。とくに「生きるに値しない命」とそうではない命とのあいだの区別が判然としなくなる。これらを区別するためにはなんらかの条件設定が必要となろう。ビンディングはこれに関して、いくつかの法典で導入された「耐え難い苦しみ」のうえでの「同意」という基準こそが好ましい端緒であると述べる。

興味深いことに、ここには「同意」を与えられない（つまり生存意思のない）人の話はいっさい出てきていない。それは次章で突如登場する。あらかじめ指摘しておくと、生存意思の「有無」は、論全体を貫流している差別の基本原理なのである。

先決問題

第四章の冒頭では前章を受けて、殺害不法性に関わる特別減刑理由には「同意」と「耐え難い苦しみ」の二種があるが、立法論の急務は次の二者択一に答えることであると語られる。すなわち、そのどちらか一方だけで「無罪理由」になるのか、それとも両方が揃わなければいけないのかという択一である。

ところが、その直後にビンディングの論は急旋回する。他者殺害の解禁条件を論じる前に、「どうしても解決しておきたい先決問題」があるという。その問題とは「**法益たる資格が甚だしく損なわれたがために、生を存続させることがその担い手自身にとっても、社会にとっても一切の価値を持続的に失ってしまったような人の命というものはあろうか**」(四六ページ)である。言い換えると、「生きるに値しない人」がいるとすれば、それは誰のことかを問うことである。

その後に続く激白調の文章を忠実に追うとき、その誰かが「精神遅滞の人たち(Idioten)」を指していることが明らかになる。しかしさらに論をたどるとき、その答えは間違いではないが、十分でないことも判明する。なぜなら、続く節でもっぱら論じられているのが「生存意思」のある人の話だからである。

ビンディングによれば、第三者殺害の解禁を支持するのに、論理(生きるに値しない、それゆえ殺害解禁を可とするという理路）だけでは十分でない。それに加えて「正しさに関する感情」も不可欠である。ということは、殺害される本人がそれを「救済」と感じているのでなくてはならない。ここから「すべての人の生存意思の尊重」という無条件の原則が帰結する。この「すべての人」には「死を回避できない病人、苦痛に苛まれている人、何の役にも立たない人」が含まれる。

しかし、そうなると「精神遅滞の人たち」の話はどこに行ったのか。彼らには明示的な「生存意思」を確認できないから、尊重原則など意味がない。ビンディングの考えがそもそも矛盾しているのか。それとも論の運びが混乱しているだけなのか。いや、そのどちらでもない。「生存意思」がある場合にはそれを尊重するが、ない場合には無視してよい、とビンディングが考えているからである。実際、続く節では対象者は三グループに分類されている。前述の「先決問題」で対象となっていたのは「精神遅滞の人たち」だけではないのである。

では、なぜビンディングは「精神遅滞の人たち」の例をあえて前面に押しだしたのだろうか。文中の具体例を拾い集めるとき、背景にある状況が朧《おぼろ》げながら浮かび上がってくる。若者が大量に戦死した戦争体験（このあたりは塹壕戦《ざんごうせん》となった「西部戦線」を想起させる）や、国家体制の動揺、なかんずく経済的な混乱と困窮であろうか。これらを考慮すればするほど、対照的に、精神遅滞の人たちへの手厚い介護がバランスを失したものに見えてくるのも理解できないことではない。

また、共同研究者であるホッヘのものの見方にかなり影響を受けたであろうことも想像できる。

後述するように、精神科医のホッヘにとって関心があるのは、耐え難い痛みで苦しむ末期の患者である以上に、精神遅滞の人たちや認知症の患者の取り扱いだからである。想像を膨らませるなら、ビンディングにとってこの共同研究は安楽死を要請する患者への同意殺害をテーマに始まった。しかし、話し合ううちにその範囲を超えて前々から心を痛めていた「精神遅滞の人たち」にも広がらざるをえなかった、ということだろう。

加えてポスト第一次世界大戦という時代環境がある。いやがうえにも反応は敏感にならざるをえない。それが論述の唐突さに現れているように読める。ホッヘはともかく、ビンディングにとって「精神遅滞の人たち」の安楽死は、安楽死問題全体の一部にすぎない。この点を確認しておくことはナチズムから自由に本テクストを読むうえで重要である。

ビンディングの表現には価値観に関して気になるところがいくつかある。その一つは「精神遅滞の人たち」に対する「同情」である。彼は「先決問題」を提出した際こう弁明している。それは「あまりにも冷酷な言葉のように見えるかもしれないが、本当のところは深い同情にのみ発したものである」(四六ページ)。「同情」や「憐れみ」や「哀れさ」といった言葉の背後にはそもそもどういう価値観があるのだろうか。

もう一つは、社会や国家にとって有為な人材と対比するなかで、「社会」「社会全体」「社会や国家」にとって彼らに価値がないとする指摘である。彼らを存続させるのは「共同性に反する」とも述べられている。特定の時代背景を超えても、一方にそういう視点と基準があることは理解できないわけではない。しかし、同時に「当人にとっても」「価値がない」とはどうやって断定できるのだろうか。これは国家の安泰・秩序や経済効率から出てくる特定の機能の評価ではない。存在そのものの価値に関わる評価である。

なお、「生きていることに幸せを感じている精神の薄弱な人」の場合には、殺害の解禁という話は一切ありえないとされる。ビンディングの文脈や意図から離れてこれを受けとるなら、ここには重要な事柄が含まれているように思われる。つまり、「生存意思」をもたない人でも、もしかすると「幸せ」を感じているのではなかろうかということである（有馬前掲書、三八九ページ）。ここに注目することで、ビンディングの価値観とは対極の視点をもつことも可能であろう。

痛みと苦しみと絶望

第四章のⅢでは、解禁対象になる人々が三つのグループに分けられている。

第一グループとは、**「疾病または重傷ゆえに助かる見込みのない絶望的な状態にあって、自分が置かれた状況を完全に理解したうえでそこからの救済を切に望んでおり、かつまた、何らかの承認された方法でその望みをすでに明示している人たち」**（五〇ページ）である。

ここで念頭におかれているのは、治療不能ながん患者、助かる見込みのない結核患者、瀕死の重傷者である。このグループこそは、法律家の論争や一般人の運動との関連でビンディングがもともと関心を寄せていた人々であろう。

第一グループで注目したいのは、解禁への決定的な理由が「耐え難い痛み」そのものではなく、むしろ「助かる見込みのなさ」であり、ここに根ざす「絶望」であるとされている点である。「痛みのない絶望であっても同じく同情に値しよう」（五〇ページ）。

ビンディングの言うように、たしかに「耐え難い痛み〔肉体的苦痛〕」があることと「絶望」とは必ずしも結びつかない。両者をつなぐのは、予期的に行動する人間だからこそ生じる「不安」と「苦しみ」である。「いまこの痛み」が今後もずっと続いて鎮まる（助かる）見込みがないのではないかという「不安」に駆られ、それが高じて「苦しみ」の極限に達したとき、人は将来を悲観して「生きる望み」を失う。つまり「絶望」にいたる。

しかしもちろん、「不安」や「苦しみ」を生みだすのは何も「痛み」だけではない。生活や仕事上の悩み・心配事、家族関係の悩み・心配事、人生の無意味さなど、多様な要因が「痛み」と絡み合っているが、むしろこれらの要因の影響のほうが「苦しみ」にとっては大きいかもしれない。これらが「助かる見込み」をめぐる「不安」をかき立て、極度の「苦しみ」で「こころ」を圧倒した結果、生きる望みを失って絶望するのだ。

「痛み」と「絶望」とは必ずしも結びつかず、両者をつなぐのは「助かる見込み」への「不安」と「苦しみ」であり、これが「絶望」に対して決定的な意味をもつとしても、「見込み」はどこまでも主観的なものであり、当然ながら個々人で受けとめ方が違ってくる。

それゆえ「痛みに根ざさない絶望」を生じる「助かる見込みのない」境遇や状況の中身が問わ

れなくてはならない。「助かる見込みのなさ」は「具体的な状況において理解されるべきである」（五〇～五一ページ）。人里離れた奥地の山歩き中に起きた転落事故の例や、戦場での負傷兵の例では、八方塞がりのなか、他者を巻き込んだ苦境における選択が問われている（ここでの他者殺害をビンディングは「自殺」と区別していない。それは両者が本質的に同類だからである）。

しかし、境遇や状況の中身だけでは十分ではない。さらになお、要請／同意の条件として信頼できる基準が欲しいところである。これに関してビンディングは二つの指標を提出している。その一つは「真摯さ」だけでなく苦境に関する「正確な状況認識」を両当事者がもつことである。もう一つは「助かる見込みのなさ」を気落ちした諦めからでなく、「人生の使命について成熟した見方」から受容することである。これらは安楽死を自分から切望する人の場合にはたしかにきわめて重要な指摘だといえる（第四節で説明することになるが、ここで出された「人生の使命」という見方を、私はコミュニケーションの視点から役割として捉え返している）。

とはいえ、一方の「耐え難い痛み」と、他方の「助かる見込みのなさ」をめぐって生じる「不安」や「苦しみ」との関係について、ビンディングのようにあっさりと両者を切り離すだけでよいだろうか。そうするなら別の大切な連関を見落とすことにはならないだろうか。というのも、「不安」や「苦しみ」が膨らめば膨らむほど、またそれらが強烈であればあるほど、（心身相関を介して）身体にストレスがかかり、それで「傷」が出来て「痛み」を生じるからである。つまり、「痛み」と「苦しみ」とは相互強化の関係にある。

それゆえ、一般論として、「耐え難い痛み」があることは「苦しみ」ゆえの「絶望」状態にあることの証明に、また、前者の「耐え難さ」の程度は後者のそれを推し量る目安になろう。「耐え難い痛み」を鎮めることには重要な人間的現実が含まれている（ちなみに、鎮痛によって辛うじて確保される身体と心の「安らぎ」の意味については拙著『健康への欲望と〈安らぎ〉』を参照）。

意志と欲動

第二グループは「治療不能な知的障碍者（Blödsinnigen）」からなる。もう一人の著者ホッヘによれば、「知的障碍（Blödsinn）」には二つの場合がある（八二ページ）。一つは、老人性の認知症や青年期発症の統合失調症のような後天的な場合である。もう一つは、先天的な「精神遅滞（重度の知的障碍）（Idiotie）」の場合である。* 本書では後者のうち最重度の知的障碍を「白痴（Vollidiotie）」と訳している。この用語は今日では死語となっているが、十九世紀の精神医学の性格を示す歴史的な証言としてあえて残した。なお、「治療不能」という言葉については次の「助からない見込みの確定」で言及する。

＊エルンスト・クレー『第三帝国と安楽死』の松下正明監訳では「知的障碍」の代わりに「精神遅滞」が選ばれている。それを参考にして本書では、重度の知的障碍を広義の知的障碍から区別するため「精神遅滞」と訳してみた。

ビンディングは第二グループについて（とくに「精神遅滞の人たち」を思い浮かべながら）こう

述べる。「**この人たちには生きようとする意志〔法律以外では「意志」を用いる〕もなければ、死のうとする意志もない。そのため、考慮されるべき殺害への同意も彼らの側にはないし、他方で殺害が生存意思〔法律上では「意思」を用いる〕**に抵触し、これを侵害したに違いないということもない。彼らの生にはいかなる目的もないが、そのことを彼らは耐え難いとは感じていない」（五四ページ）。彼らは家族や社会にとってひたすら「重荷」でしかないのだ。

それゆえ、殺害の解禁が認められるのは誰に対してかという問題だけが残る。「辛い不利な生活を強いられる家族」や「家族の後見人」、それがビンディングの答えである。「治療不能な知的障碍」との診断が確定されたら、わが子に対する母親の感情には配慮するにせよ、殺害を認められた人々は直ちに殺害解禁を申請するのが「最善」の選択なのだと彼は結論する。

しかし、「生きんとする意志」をめぐっては本質的な問題が伏在している。広義の「知的障碍者」に法律上の意味での「生存意思」が認められないのはある意味で当然である。法的責任をとるだけの自律主体（法主体）の基準を満たさないからである。また、彼らには「生きんとする意志」も感知されないかもしれない。「意志」とはあくまで高度の知性的な働きだからである。

ここまでは承認してもよいだろう。しかし、生存に関して「意志」以外に考慮すべきものは何もないと断定するのは、あまりに狭量な考え方だと思われる。人類とは別種の動物界に目を転じれば、生きる意志はないにせよ、生きんとする欲動ないしは努力（仮にこう表現しておく）に満ちていることを否定できまい。

「意志」の母体・背景・素地にあたる「欲動・努力」を無視する傾向を生み支えているのは、知性優位の人間観にすぎない。後述するように、この人間観はビンディングだけではなく、彼以上にホッヘでも前提にされている。「生きるに値する命」と「生きるに値しない命」という区別の前提には意志と欲動との区別がある。

この節には「精神遅滞の人たち」に対する刺激の強い否定的な価値表現が、これでもかと言わんばかりに登場する。たとえば、「絶対的に生きるに値しない命」「恐るべき不条理」「真っ当な人間の反対像」「接した者のほとんどに驚愕の念を呼び起こさずにはおかない人々」「哀れな人々」「人倫がもっと高ければ……殺害によって救済することは、おそらく行政の公的な業務」等々。

どうしてここまで強烈な言葉を吐けるのだろうか。また、その必要があるのだろうか。首を傾げたくなるが、理由の一部はそれだけ緊迫した時代の危機意識があったということだろうか。しかしそれだけでは納得しかねる。おそらくは知性優位の人間観がポイントであろう。これを前提に据えたとき、激烈な評価もはじめて了解可能になるのではないかと思われる（ホッヘの「医師による論評」ではそのあたりが率直に語られている）。

ビンディングは「奇形児」に関してだが、原注の（52）でこう語っている（一〇七ページ）。「以前から私は、腹立たしいほどの繊細さに欠ける言動がこの哀れな人たちに向けられるのを戦慄しながら観察してきた。彼らは見せ物になり、しばしば不躾《ぶしつけ》なやり方で眺め回され、まさにたびたび嘲《あざけ》り嗤《わら》われてきた。この哀れな人たちの生は永遠に好奇な視線を浴びせ続けられている！」。この腹立ちは本心だろう。だが、彼らが「絶対的に生きるに値しない」「哀れみ」の対象であることには変わりない。そのうえでの腹立ちなのだ。

以上の二グループの中間に位置するのが第三グループである。基本的な考え方は前述のグループですでに説明されているから、二点だけを指摘しておこう。

まず、ここに該当するのは、意識のない状態にある瀕死の重傷患者や、目下の昏睡からいつの日か脱しえたとしてもかなり低いＱＯＬ（クオリティ・オブ・ライフ）が予想される人である。ここで「意識のない」という表現には曖昧さがある。訳文では意識反応の欠如を強調して「昏睡」を補ってみた。しかし、ビンディングがいわゆる「植物状態」との違いをどこまで自覚していたのかという点は、文面上判然としない。

次に、このグループの多くのケースには第二章の「純粋な安楽死」で言及された原則が当てはまる。とはいえ、「原則的な取り扱い」はできないとされている。ということは相当な裁量が医師や家族に残されていることを意味する。

助からない見込みの確定

第五章は、『解禁』の副題「基準と形式」のうちの「形式」を扱っている（「基準」のほうは三つのグループを論じた箇所で言及済みである）。

殺害解禁を実行するにあたって一番問題となるのは、解禁のための前提条件（病理状態、同意能力）の確定である。たとえば、脳死移植の場合なら「脳死判定基準」と「ドナーカード」がそれに当たると考えればわかりやすいだろう。そこで、行政による公的な検査の体制と手続きが必要になる。それが官庁に設けられる「解禁審査委員会」である。申請者には家族だけでなく主治医もなれるとする点は注意を引く。

ところが、その一方でビンディングは、「解禁審査委員会」を経ないで、独断的に「解禁の前提条件があるとの正当な仮定のもとで」行われた殺害も支持している。傍観して立ち尽くすよりも、その種の実行を「私は一瞬たりとも躊躇せずに選択する」（六五ページ）。その際、患者側の同意がなくても「正当な仮定」が成り立つならそれは問わない、事後の「説明義務」だけでよいと述べている。しかし、独断的な殺害が認められるようであれば、何のための解禁委員会かと疑わざるをえない。そうなれば人々はあえて委員会に申請する手続きをとるだろうか。

「確定」は自明であるかのごとく語られているが、この専門家に対する信頼はどこから来るのだろうか。ビンディングが厳密な規定を好む法学者だからだろうか。それとも、近代医学の前提にある科学主義（確定主義 déterminisme）を信じて疑わないからなのか。これには共同研究者のホッヘへの影響が考えられる（後述のホッヘに関する解釈を見よ）。

ここで「助かる見込みのなさ」に関わる「治療不能」という言葉にも読者の注意を喚起したい。一般的には「不治」または「治癒不能」と訳されているが、治療する手段があるのかないのかという次元と、治る（癒やされる）のかどうかという次元とは厳密には異なる。近代医学の治療手段では対処できずに「お手上げ」だとしても、別のやり方で治る（治癒する、癒やされる）こともある。医師にとっては同じ事柄に見えても厳密には区別すべきであろう。これについては後述の「技術的な安全策」で再論する。

続いて第六章では「確定」に関わる「誤謬を犯す可能性」に言及されている。言うまでもなく、委員会を経ない後者の独断的な場合には誤謬の恐れが生じる。しかし、国民にとってよりいっそう重大な誤謬と感じられるのは、前者の公的な委員会の場合であるとビンディングは言う。そう言いつつ「**たとえ誤謬の恐れがあろうとも、善きことや道理に適ったことは実行されなければならない**」（六八ページ）。結局、安らかな死による救済を喜んで認めてあげることこそ本当の同情であり、「人間性の最も美しい特質」なのだから、誤謬の指摘によって制限されてはならないのである。

誤謬に関するビンディングの独断的な記述のなかに、「助かる見込み」を確定したり、法律や委員会でこの種の事柄を決定したりすることが、本質的にいかに困難であるかという点が透けて見えてくる。安楽死法をいち早く成立させたオランダもその点で例外ではないようである（ヘンディン前掲書）。

2　医師による論評

医の倫理

精神科医ホッヘによる論評は前中後の三段からなる。

前段では当時の医師の職業倫理観が率直に語られている。ホッヘによれば、医師の倫理に関して明文化されたものはなく、「道徳的な服務命令」など存在しない。むしろ、暗黙の職業身分観に頼るところが大きい。これは一般的な倫理規範のうえに職業上の義務（治療、鎮痛、延命）が付加されることで成り立っている。

もちろんこれらの義務には例外がある。たとえば、命を終わらせる行為（妊娠中絶）や身体への傷害行為（外科手術）がそうである。加えて、道徳上疑わしい状況にある生命への侵襲という問題もある。この例としては、家族から依頼された生命短縮の願いや、学問上の興味、応急処置をあえてしないケース（放置）が挙げられている。これらの個人的な体験をふまえて、生命尊重の原則もけっして絶対的なものではなく、「生きている価値」をめぐる要求との間で複雑な比較考量を必要とするとホッヘは言う。

人類史を振り返るかぎり、「治療不能な患者の殺害や精神的に死せる者の排除」は「社会一般の福祉にとっても望ましい目標」とみなされてきた。そこからホッヘは一歩踏み込み、医師の倫理観がその種の対応に反対するわけがないとする。そして最後の段落では、臨終場面での延命処置についてこう語る。死に瀕している病人の「内面状態」を誤解した結果、その処置はかえって病人に苦痛を与えているのだ、と。

この段は医の倫理に関する貴重な歴史証言となっている。たとえばハンス・セリエやヴィクトーア・V・ヴァイツゼッカーの著作にも、当時の雰囲気が窺えないわけではないが、ホッへのこの段ほどには直接的ではない。ホッへの語りから浮かび上がるのは、当時の医師たちが直面していた道徳的ジレンマが今日のそれと大差ないこと、専門家の権威と幅広い裁量が自明のこととされていること、医師個人のモラルに決定が委ねられていることである。なお、一つ注意しておきたいのは、延命処置をしないことと殺害とが、あるいは末期の患者と精神的に死せる者とが、何ら区別されることなく並べられている点である。

「生きるに値しない命」のなかの違い

中段がホッへの論評の中心部である。ここで彼は「**法益たる資格が甚だしく損なわれたがために、生を存続させることが、その担い手自身にとっても、社会にとっても一切の価値を持続的に失ってしまったような人の命というものはあろうか**」（四六ページ）というビンディングの問いに、医師として正面から向き合う。

ビンディングのテクストでは考察対象は三グループであったが、ホッへは第一と第二の二つのグループしか挙げていない。この理由は第三のグループが両者の中間形態であり、実際には「純粋な安楽死」の対象に組み込まれ、しかも数としても少ないからであろう。

ホッヘは一般論ではビンディングに賛成し、そのような人の命があることを肯定する。しかし、同じく生きるに値しないとされた人々のあいだにも、具体的にみれば「相当大きな違い」があることを認める点でビンディングとは異なる。

第一グループと第二グループを見比べると、前者では本人自身にとっての評価と社会（周囲の人々）による評価とがずれることがあるが、このずれは後者にはない。後者すなわち治療不能な知的障碍者は数としても「圧倒的に」多く、臨床で頻繁に目にする。

ホッヘの特徴は臨床家らしい細部へのこだわりにあり、その彼の視線がもっぱら向けられるのが後者なのである。「知的障碍」よりも「精神的な死」という表現のほうがどちらかと言えば「親しみやすい」と述べるあたりには、正直なところ驚きを禁じ得ない。「死」が中立的もしくは客観的なニュアンスを含むからであろうか。

ホッヘは後者を二つのサブグループに分ける。第一サブグループは「精神的に十分な能力があった人生、もしくは少なくとも平均的であった人生が続いた後で、精神的な死に至った場合」である。第二サブグループは「生得的な脳の病変、もしくは誕生後のごく初期に罹った脳の病変が原因で、精神的な死が生じた場合」である。今日の専門用語では、前者の典型が「老人性認知症」、後者の典型が「精神遅滞」である。先に見たビンディングは両者を区別していなかったから、この点にホッヘの専門家らしいこだわりが窺える。

両サブグループの違いは二つある。一つは精神的な態様の違いである。これについては、建築前の散在している石材（後者）と倒壊した建物の瓦礫の山（前者）という喩えで示されている。いま一つは周囲の世界、とくに人々への関わり方の違いである。たしかに「精神的な絆」が成り立つかどうかは「感情価値」を左右し、当人にとって遠近か親疎かで行動を変える親近性・近しさの原理の働き方に影響を及ぼす。これはホッヘにとっては本質的な点であり、ビンディングとの相違点の一つである。

以上の「違い」をクローズアップすることでホッヘが主張したいのは、「精神的に死せる者」のなかの違いを十分に考慮して「生きるに値しない命」を選びだし、これを終わらせるかどうかの決定をすべきだということである。親近性という本質的な原理に依拠するかぎり、前者のサブグループには温かな視線が向けられ、後者には冷淡な視線しか向けられないのは、ホッへの考え方からすれば当然の帰結なのである。

負担あるいは重荷

以上で見た違いは生物としての「存在」に関わっていた。続いて問題になるのは、周囲の人々や施設、国家が背負い込むことになる「負担」の違いである。

まず、生存期間が長くなればなるほど、それに応じて経済と道徳の面で「負担」が増える。「白痴」（最重度の精神遅滞）に対する世話は「二世代かそれ以上」にわたることがあるから、その彼らこそは周囲の人々や社会の「誰にとっても最も重荷となる連中」である。ホッヘが次に指摘するのは〔国家〕財政上の負担である。「非生産的な目的」のために膨大な国民財産が毎年費消される損失に加え、世話をする介護職員を「生産的な」仕事から遠ざけ、「空っぽの人間容器」の世話に一生縛り付けることも痛ましい損失である。ホッヘが数字をあげながらあくまで冷静に論じていることが、じつに印象深い。

国家の危機と優生思想

「負担」に関しては、今日でも特定の議論の文脈で同様の指摘が行われており、ある意味ではお馴染みの視点である。ところが、それに続く箇所では、時代特有の緊迫した危機意識が語られ、ホッヘは隠すことなく自らの真情を吐露している。

〔国家〕財政上の負担は「豊かな時代」には差し迫ったものではない。しかしいまや「事情が変わった」。ホッヘは国家の危機的な状況を「探検隊」のそれになぞらえる。この「探検隊」で具体的に想定されているのは、後の文中に登場するグリーリー隊の極地報告やスコット隊の物語である。仲間が生き残るためには全員が持てる力を結集しなければならないし、場合によっては多少の犠牲もやむをえない。

それと同様に、「全ドイツ人」は「生産的な目的」のために各人の力を拠出すべきであり、それこそ「わがドイツ人に課せられた長期の任務」にほかならない。ここにはナチス時代を象徴する言葉の一つである「国民総動員」(totale Mobilmachung) の考えがすでに現れており、それがホッヘ個人に体現されている。ビンディングより強い調子の言葉になるのは、彼がより若い世代に属するからだろうか。それとも一人息子を戦場で失ったからだろうか。

しかし、その任務の遂行にとって妨げとなるものがある。「すべての種類の病弱者をできる限り**扶養し**、精神的には死んでいないが身体組織上はいささかたりとも価値のない者をも含めて、それらすべての連中に世話と保護を施そうとしてきた努力目標」(八六〜八七ページ) である。ホッヘはそれを「近代」の目標と言う。

人類は長い時間をかけて「たとえどんなに価値のない連中であろうと、**誰彼の区別なく**扶養することが、道徳上の最高の要求」とみなすにいたった (九六ページ)。この道徳水準にある「人間性」を表現するのがいわゆるヒューマニズムの思想である。この形成にはキリスト教が本質的に関与しているとされるが、それはともかく、たしかに近代の社会と国家を支える思想基盤の一つにはヒューマニズムがある。

とすれば、国家存亡の危機に、ヒューマニズムに抗して「任務」を遂行するためには、国家に関して特別の理論武装が必要になる。それが「国家有機体」観、すなわち、全体のためには無用・有害な部分を切り捨てるという生物学や医学にはお馴染みの考え方を、国家に当てはめたものである。この考え方に立てば「近代の努力目標」は明らかに「行き過ぎ」である。そう見るのが国家のいっそう高い人倫、あるいは耳慣れた言葉では国民道徳である。

ここで是非とも留意したい点が二つある。

第一点。すべての病弱者が「欠陥人間」や「お荷物連中」などと表現されているが、「意識的な切り捨て」つまり「排除」の対象になるのはあくまでそのうちの「精神的に死せる者」だけである。だから「お荷物連中」の大半は「排除」を問題にされることはなく、窮乏の時代であっても世話や治療を受け続ける。しかし、「精神的に死せる者」のみがなぜかくも選別されるのか。国家の論理からすれば「お荷物連中」のあいだに程度の差はあっても、本質的な違いはない。その視点の背後にはもっと根元的な価値意識が働いていることが推測される。これについては以下のホッヘ自身の論述に俟《ま》とう。

第二点。本テクストでは優生学の観点と国家危機の観点が一体となっている。これらを含み込むのが広い意味での優生思想である。それを私なりに表現するなら、すべての命のあいだに優劣の格差を設け、これを（生殖の場面を含めて）命の選別につなげる考え方になる（第三節と第四節の3であらためて論じる）。これには正反対の二方向がある。

一つは「優秀」とされる望ましい形質を保持・純化・創出する積極的な方向であり、もう一つは「劣悪」とされる形質を排除する方向である。後者の「排除」のやり方には、隔離、不妊化（未来世代の抹消）、抹殺（個体や集団そのものの抹消）の三段階がある。

ここでの定義からすれば、文中に頻出する「意識的な切り捨て」すなわち「排除」とか、「欠陥人間たちを繁殖の営みから排除すること」はもちろん、そもそもいきなり「命を終わらせる行為」を法律で解禁しようとすること自体が、すでに立派な「優生思想」なのである。

自己意識の人間観

続いてホッヘは一歩ふみ込んで、国家の視点の根底で働いている価値観に読者の目を向けさせる。負担あるいは国家の視点がいかに強く前面に出てこようと、それだけではなぜ「精神的に死せる者」だけがあえて排除されるのかという疑問には答えられない。また、精神的に「死んでいる」からという客観性・中立性を装う説明も、身体的には死んでいない以上、それだけでは説得力に欠ける。それゆえ「精神的な死の状態」の中身が問われざるをえないのだが、この箇所でホッへはそれに正面から向き合うのである。

ホッヘは「精神的な死の状態」を外面と内面から特徴づける。しかし「本質的な」点は「自己意識」の欠如であると言う。「精神的に死せる者が位置する**知的**水準は動物界でもかなり下等なほうであり、感情にしても動物の生存に直結した原始的な段階を超えるものではない」(八九〜九〇ページ)。「自己意識」に欠けるということは「知的水準」の低さを意味し、その種の生きものは動物界でもかなり下等な部類に属するというわけだ。

では、なぜそれほど「知的水準」が重要なのか。それは主観的に「生きたいという要求〔請求〕」が内側から生じてこないからである。そして、この「内発的な要求」――ビンディングの表現では「生きようとする意志」ないしは「生存意思」――が存在しないかぎり、通常の殺害とはみなされないからである。ビンディング同様、近代刑法学を貫いている「意志／意思」主義をホッヘも踏襲している。

しかし、ビンディングと相違する点もある。「精神的に死せる者」にビンディングは「同情」を惜しまない。これに対してホッヘは「同情」は不要と考える。この点での両者の違いは決定的である。引用する。

> 精神的に死せる者の内面状態を問題にしたことから直ちに明らかになったのは、彼らに対して**同情**という観点を持ち出すのは間違いだということである。生きるに値しない命に寄せられる同情の根底には、一掃するのも困難な錯誤がある。より適切にいえば認識不足がある。この認識不足のせいで、大半の人々は自分とは異なる生きもののなかに思考や感情を投影するのであるが、それはまさに謬見《びゅうけん》であって、ヨーロッパ人に見られる**行き過ぎた**動物崇拝の源泉の一つでもある。「同情」とは、生きていても死に瀕していても、精神的に死せる者に寄せられる最後の感情発露ではある。しかし、いかなる苦しみもないところには、共に苦しむこと〔同情〕もまた成り立ちようがないのである。（九一〜九二ページ）

このような認識の前提には、「精神的に死せる者」の「実質」つまり「脳の状態」に向けられた医学者のまなざし（唯物論）がある。ここが人間相手の法学者とは決定的に違うところだろう。

技術的な安全策

後段では、「助かる見込み」の確定や「委員会」の決定の際、起こりうる誤謬や濫用を防止するための技術的な安全策についてごく簡単に言及されている。法律に対する市民の不信感に関して、ホッへの対処はあくまで技術的である。「生きるに値しない命」とは誰かを確定することは、医師にとって一〇〇％確実とされる。いたずらに憂慮するのは素人だけだとする口吻には、専門家としての自信があまりにあけすけに、今日から見ると無反省に語られている。

繰り返すが、訳ではあえて一貫して治療可能／不能という言葉を用いてきた。「治癒可能／不能」または「完治／不治」という言葉が「存在」の側に関わるものだとすれば、「治療可能／不能」は人間の側の技術・認識に関わる言葉である。現今の医療技術の水準が生物医学の技術のすべてではないし、生物医学の技術が医術のすべてでもない。ましてや、人間の技術の可能性の全範囲が「存在」のすべてを覆い尽くすことはできない。言葉の選定にあたってはそのような限界の自覚を込めたつもりである。

三 『解禁』の思想構造

『解禁』で打ち出された法律的・医療的な枠組みは、「自殺」と「臨終時の慈悲殺」という二つの異質な伏流を新たな観点によって統合したものである。その観点とは、「助かる見込みのない不治の病」を「本人にとっても周囲の人々や社会にとっても重荷」であるとみなすものである。

一方の自殺は西洋のキリスト教社会では長らく禁じられてきた。この自殺を権利として許容するためには、「助かる見込みのない不治の病」と関連づけ、医療的に限定する必要がある。その場合、不治の病は「本人にとっての重荷」でなければならない。この限定によって自殺は医療のなかで安楽死（＝医師の手による死）として位置づけられる。

他方、純粋安楽死を臨終時から患者一般にまで拡大するためには、これまた「助かる見込みのない不治の病」との関連づけを必要とする。その場合、不治の病は「周囲の人々や社会にとっての重荷」でなければならない。重荷の意識は社会が窮乏すればするほど切実となる。そうした拡大によって知的障碍者や精神障碍者の安楽死（＝医師の手による死）が医療上の責務とされる。

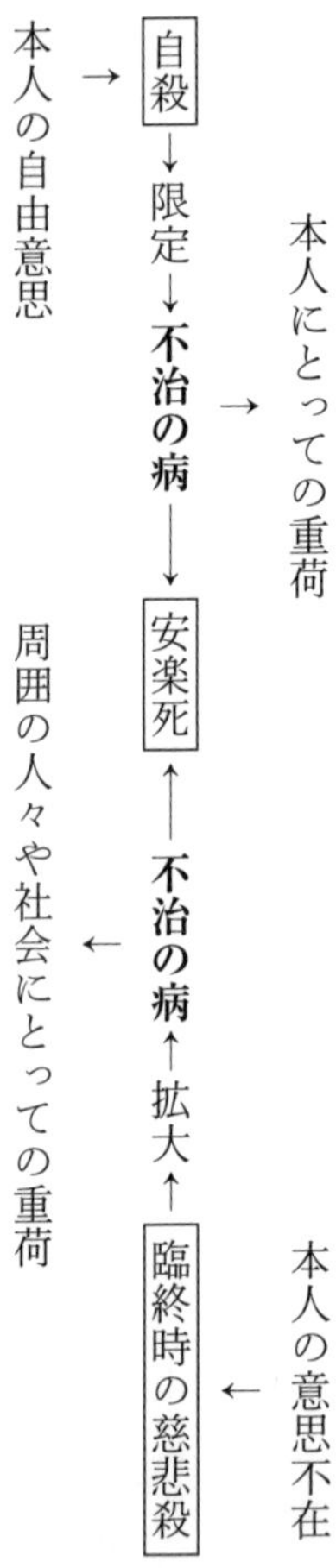

「本人にとっても周囲の人々や社会にとっても重荷」という言葉が『解禁』の思想の核心であり、その言葉のうちに絶対的に「役に立たない」誰かがいることが表明されている。このような考え方を広く優生思想という（この思想の詳細な分析は第四節の3で行う）。社会集団が危機に直面すると優生思想の表明はいっそうあからさまになる。

『解禁』には多様な観点が顔を出していた。負担・重荷のほか、有用性・生産性、公平・バランス、共同性、国家の存亡・全体、普通の人々の感覚などであるが、それらは特定の根本的な視点によって一つに束ねられている。それが自己意識を強調する主知主義的な人間観である。『解禁』の思想構造はこの人間観を背後にもちつつ、社会集団の存続・維持という目的に基づく能力差別の視線によって支えられている。

ここで優生思想に関してふたたび指摘しておく。それは優生学とは重なるが、ぴったり同じではない。優生学は「良い生まれ」の原義どおり、生殖に介入し、遺伝子の管理によって断種や隔離をめざす。それに対して優生思想は遺伝子の介入・管理には限定されず、能力に関して優劣を線引きし、人物選別から命の選別にまで及ぶ。それゆえ、安楽死は優生思想の帰結なのだ。

四　「生きるに値する命」とは何か

『解禁』の思想構造は現在でも、安楽死に関する種々の言説や論争にとって共通の土台となっている。当時九十二歳の橋田壽賀子が安楽死の合法化を訴えた本（『安楽死で死なせて下さい』）もその一例である。

1　橋田壽賀子の訴え

橋田は大略こう訴えている。

①九十歳を超える老人になると、もはや生きる目標がなく、生きる意欲がない。楽しいこともない。自分は若い頃から誰にも迷惑をかけずに生きることをモットーにしてきた。そして脚本家として懸命に努力してきた。それが生きがいだった。ところがもはや自分の時代は過ぎた。いまの自分はすでに「役目を終えた」（五一ページ）、「必要とされなくなって」（六九ページ）しまった、「世の中の役に立たない」（一二三ページ）人間である。

②自分は遠からず、寝たきりや自分のことがわからない状態になる。そんな尊厳のない状態では生きていたくない。下の世話をされることもプライドが許さないし、世話をしてもらう若い人に迷惑をかける。さらに、医療費が高騰するなかで、役に立たなくなった自分が国家に負担をかけることもプライドが許さない。

③だから、そうなる前に死なせてほしい。戦前から戦後を生きてきた者にとって死ぬことは怖くない。怖いのはむしろ苦しみながら死ぬことだ。ぜひとも安楽死を希望する。オランダの

ような「かかりつけの医師」による自殺幇助がいい。

④家族がいてつながりがあれば、自分も生きることを考える。しかし、自分は天涯孤独である。ただし、家族がいたとしても家族の世話に期待をしてはいけない。家族の世話になるというこれまでの習慣は改めたほうがいい。

⑤「尊厳死」を容認する現行の終末期医療のガイドラインでは、肝心の時点で本人の意思が確認できない場合、家族の意向に委ねられる。つまり、本人の意向が尊重されるという保証がない。そう考えてやむなくスイスの団体に登録している。

⑥日本でも老人が自発的に望むなら安楽死を認めてほしい。そのための合法化がぜひとも必要である。その際、かかりつけ医を中心とした専門家のチームが審査する仕組みがあれば、家族が同意するかぎり、老人本人の考えは尊重されるはずだ。また、その仕組みが機能するかぎり、若い人が安楽死を求めて殺到する事態も避けられる。*

＊橋田の本のほぼ二〇年前、医師の松田道雄が同様の趣旨の考えを公表している（『安楽に死にたい』）。松田は戦前からの筋金入りの自由主義者であり、戦後民主主義の担い手として著名な知識人であった。彼の主張の特徴は、医師（専門家）主導のパターナリスティックな考え方を痛烈に批判し、その延命主義を否定するところにある。それ以外は基本的に橋田と同じ考えである。

橋田の訴えに沿って安楽死を実現するための条件を整理してみよう。まずは、安楽死を実施す

図1　安楽死の実現の条件

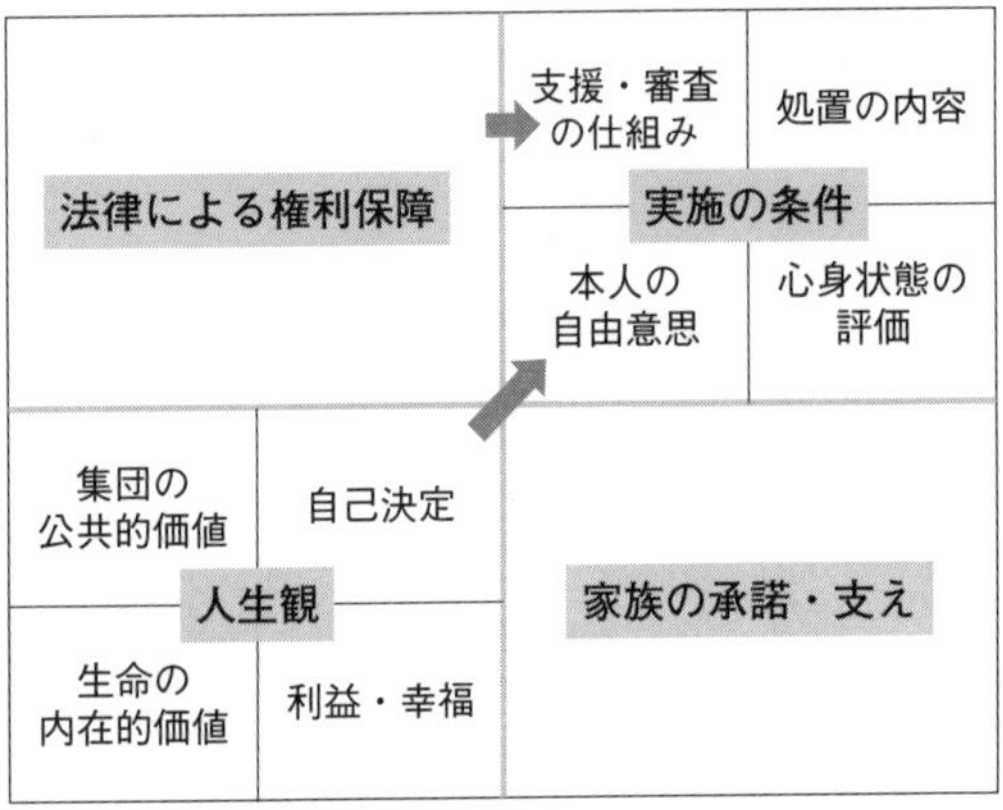

るための具体的な状況がある。これは細分すると四つの要素になる。すなわち、処置の内容、心身状態の評価、支援と審査の仕組み、本人の自由意思、である。次に、世話をする家族や周囲の承諾がある。さらに、公共の世界では法律による権利保障が不可欠だ。最後に、本人の自由意思を背後から支える人生観がある。これも次の四つの要素に細分できる。すなわち、自己決定、利益・幸福、集団の公共的価値、生命の内在的価値である。

以上の四つの条件を図1にまとめる（詳しくは拙著前掲『システム倫理学的思考』第六章）。この図を眺めると、四つの条件の連関が浮かび上がる。日本では現在、医療界をはじめとして公共の世界では安楽死が認められていない。法律による権利保障がないから、実施のための支援や審査の仕組みもない。そのため安楽死の希望者はやむなく海外に赴くことになる。また、本人の自由意思の背後には人生観があり、人生観の内容によって安楽死に対する意思の内容が左右される。橋田の場合は自己決定に力点が置かれている。

2　坂道を滑り落ちないための歯止め

橋田の訴えには多くの読者から共感の声が寄せられた（橋田前掲書、一九一ページ）。共感の背景には超高齢社会の現実がある。また、少し前の統計になるが、厚労省の国民調査や、NHK、新聞社の世論調査を見ても、国民の半数以上が「安楽死」を支持していることがわかる（橋田前掲書、一三二ページ、有馬前掲書、六三～六四ページ）。

その一方で、医療者からは医療専門家の倫理とプライドを無視するとして批判された。あるいは、障碍者団体からは「社会的弱者」に脅威を与える危うさがあると非難された。ちなみに、「社会的弱者への脅威」を強調する「滑りやすい坂」論法は、安楽死反対派の主柱である（有馬前掲書、第四章）。

しかし、橋田の考えはけっして気まぐれの思いつきではない。反対派の見解を考慮しつつ、安楽死を実現させるために建設的な提案を行っている。それが「かかりつけ医」を含む専門家チームによる厳格な審査である（橋田前掲書、一四五～一四六ページ）。なお、ビンディング提案の「解禁審査委員会」については本書六三～六五ページで説明されている。両者を比べてみてほしい。橋田はその仕組みによって合法化にともなうデメリットが消えると考えている。

とはいえ、橋田の提案には重大な難点がある。それは、専門家チームが橋田の望むように安楽死を是認するのかという点である。医師の職業倫理の基本は延命（生命尊重）である。終末期医療に従事する医師ですら積極的な安楽死を認めていない（山崎前掲書、二〇八ページ）。他方、認知症の老人や知的障碍者の場合、専門家チームが家族の意向を忖度することによって消極的な安楽死を密かに認めてしまう懸念がある。

もちろん、延命主義を掲げる医師の抵抗を突破する条件がないわけではない。それが自己犠牲の精神である（カント『人倫の形而上学』三三〇～三三一ページ）。橋田の考えにもそれがある（橋田前掲書、一二三ページ）。橋田は国家に貢献できない老人が国家の世話になることを恥とする戦中派なのだ。

ところが、危機の時代にはとりわけ自己犠牲を促す圧力が生じる。今度の新型コロナウイルス感染の場合、医療崩壊の危機に瀕した国（スウェーデンやオランダなど）と地域（イタリアや米国の一部の州など）では、人工呼吸器を老人に装着しない選択をしたところもある。日本でも老人が自発的に人工呼吸器を「譲るカード」を考案した医師がいる（実際には一般病院では人工呼吸器は余っていたらしい）。いずれにしても自由と強制の境は微妙である。

専門家チームによる審査であれ、自己犠牲の精神であれ、坂道の滑り止めとしては残念ながらいまひとつ弱い。さらに強力な歯止めが必要だ。それが老いの現実である。

3　老いの現実

橋田の人生観では、人は生死に関して自己決定できる。そして死に方の選択肢の一つが安楽死である。一般に、自己決定を尊重する立場のうち、自己決定の観点だけで安楽死を正当化するのは少数派である。多くは自己決定に加えて患者の利益（広くは幸福）を考慮する（有馬前掲書、一九二〜一九三ページ）。橋田の場合、患者の利益に当たるのは老いの現実である。橋田によれば、九十歳を超えると、人は生きる目標も意欲もなくなる。この現実に添うことが老人にとっての利益であり、未来のある中高年や若者とのあいだの決定的な違いである。

橋田が示唆している老いの経験を私なりに受け止め、敷衍《ふえん》してみよう。

老いとはまず、身体機能が徐々に不可逆的に低下することである。身体のあちこちに痛みや疲れが生じる。こうして活動の量と質が変わると、空間・時間の感覚も変容する。

次に、身体機能の低下には心の苦しみがともなう。今までできていたことができなくなる。やりたいことがうまくできなくなる。そこに生じるのが、苛立ちやもどかしさ、不甲斐なさや情けなさ、屈辱感、不安である。

さらに、心の苦しみのうちでもとりわけ不安が高じてくると、それを抑えるために、人は自分の現実を否定しようとする。自分の現実を認めず、他者の姿を嫌悪する。

そして代わりに固執するのが、かつての最盛期の自分の再確認であり、往年の自分を取り戻すことである。しかし、老いが深まるなかで、自己再確認の追求にはやがて終わりが来る。

老いとは結局、時間の観点からみれば、「閉ざされた未来と凝固した過去」の二重の有限性の意識のことだ、と喝破したのはボーヴォワールであった（『老い』下巻、四四八ページ）。若い人なら生きていればいつか良いことがあるかもしれないが、老人にはそれは当てはまらない。また、新しい時代の動きに追い付こうにも過去の栄光や習慣が妨げとなる。

橋田の言うように、老いはたしかに特殊な現実ではある（ただし、以上の老人像が、常識的だが一面的である点については後述する）。しかし、だからと言って、老人（自分）は「役に立たない」とまで言えるのだろうか。たとえ自嘲気味であれ、あるいは本心からの諦念であれ、「役に立たない」とあえて言う必要があるのか。

橋田は老人自身による死に方の選択を主張している。それは命の選択を迫る強制的な優生思想ではない。しかし、老人である自分を「役に立たない」とみなすかぎり、『解禁』の核心にある「重荷」の観点に限りなく接近している。いや、「滑りやすい坂」を持ち出すまでもなく、優生思想そのものだと言っていい。

もちろん、老いに直面した橋田や松田道雄の気持ちは、老人の仲間入りをしたばかりの私でも少しはわかるつもりだ。であるなら、優生思想だと決めつけ、ただ否定するだけではいけない。むしろ「役に立つ」とか「役に立たない」ことの意味を問い、考察を深め、それを通じて老人の気持ちにも応えられるような積極的な提言をすべきではなかろうか。

4　内なる優生思想

あらためて優生思想を私なりに定義する。優生思想を構成する要件は次の四つである。ここで

「機能的」とは、社会集団の存続目的に貢献する（役立つ）個々の成員の働きを示す言葉である。

①機能的な「能力」の差別である。
②能力差別に基づいた人物選別である。
③人物選別は命の選別（生命選別）にいたることがある。つまり、「生きるに値する命」と「生きるに値しない命」のあいだで線を引くことがある。
④選別は身体への（主に医学的な）介入によって実行される。

上記の要件に照らして橋田の考えを再検討してみよう。橋田は、「目標を実現できなくなった」ため、自分を役立たずとみなしている。これは、①能力差別と②人物選別である。そこから「生きるに値しない」と考える。これが、③命の選別である。そのため医学的な処置による「安楽死」を希望する。これは、④選別のための身体介入である。このように照応させると橋田の考えは優生思想に当てはまる。

さて、ここで立ち止まって考えてみたい。一般に優生思想は倫理的に間違っているとされる。しかし、なぜそう言えるのだろうか。能力差別に拠ろうが拠るまいが、本人の意思を無視した命の選別（他者殺害）が許されないのは、人類社会の基本ルールである。そうでなければ社会集団は成り立たない。この点に異論のある人はいないだろう。ところが、橋田の場合は自分の意思による安楽死である。したがって問題は、自発的な安楽死を倫理的に間違っているとする理由でなければならない。

考えられる答えはこうだ。まず、安楽死という処置は医師を巻き込んでストレスを与える。なぜなら医の倫理に抵触するからである。次に、安楽死を希望する人はうつ病に苦しんでおり、そのため正常な判断ができていない。さらに、法律の文言や運用には曖昧なところがあり、希望しない安楽死を押し付けられる恐れがある。あるいは、看取りの文化として共感をえられにくい。拒否反応が強い点では自殺に類似する。

残念ながら、以上の答えはいずれも自発的な安楽死の核心を外している。核心にあるのは本人の「生きる意味」の喪失である。「プロローグ」で紹介したように、九十歳近くになると、大半の老人がなぜ生きる意味を喪失するか。それは、生きるための目標や役割が見当たらないからである。では、なぜ見当たらないのか。

身体が機能的に低下していることはたしかに否定できない事実であろう。それまでやれたことができなくなっている。だが、それは事情の半面でしかない。対面のコミュニケーションは一方の当事者が語ることができなくても、その相手が補うことで続いていく。生きる目標や役割をもつことを妨げている事情のもう半面は、老人が「もはや何もできない」という能力差別の常識にほかならない。*

＊通常、老いた人（高齢者）は「社会的弱者」のカテゴリーに括られ、老いは「老人性疾患」に

ともなう「障碍」として扱われる。しかし、老人＝弱者でも、老い＝疾患でもない。老人や老いは医療や福祉の対象ではなく、本来は育児とともに世代をつなぐ介護の対象であり、共助と世話の担い手でもある。ここにも能力差別の常識が働いている。

安楽死（つまり命の自己選別）の前提には老人をとりまく能力差別の実態がある。世俗を超越する老人像が理想としてしばしば語られるが、じつはこれが生身の老人の欲望や苦しみを覆い隠している。この隠蔽から、好好爺か助平爺か、優しいおばあさんかいじわるばあさんか、愛らしいお年寄りか惨めで痛々しい高齢者かといった、相反する紋切り型のイメージが再生産されるのだ。であるなら、能力差別の常識そのものに批判的な視線を向ける必要があろう。そもそも能力差別とは何か。そしてそれはどこから由来するのか。

5　能力の差別と区別

私の考える差別とは、価値の序列に基づく人物の選別である。そもそも価値の根源には社会集団の存続という究極目的がある。この究極目的から、一方では集団の内外の境界線に関わる差別、つまり敵味方の差別が生じる。異人に対する忌避と好奇の両義的態度もそこに淵源する。人種差別がここでの例である。*

＊社会集団の内外の差別には生理的な基盤がある。個々の生き物（細胞の集団）の防御反応のこ

とだ。細胞の集団である個体で成り立つことは個体の集団である社会でも成り立つ。身体の防御反応に関連する用語（接触や感染、汚染、免疫、隔離等）は社会集団の防衛にも当てはまる。

今回の新型コロナウイルス感染の場合、医療従事者に対する差別行動が自然発生的に生じたが、それは国の内外を問わない。また、国境を越えて日用品を買いに来た隣国の外国人に対する排外行動も見られた。そのような反応の根っこには、生理的な汚れの感覚がある。

ちなみに、生理的な汚れの感覚と社会集団の排除の連関をいち早く指摘したのがメアリー・ダグラスである。たとえば古代日本やインドの清浄・不浄観にはその種の連関が如実に示されている。

集団の外部との根源的な差別とは別に、集団の内部では四つの価値序列が分化する。

①機能による価値序列。「機能」は前述したように集団全体を維持する部分の働きを指す言葉である。能力差別はここに位置する。

②機能の担い手を固定した属性・身分による価値序列。性差や血筋、家柄、職業等の類型に基づく差別がここに位置する。

③機能の達成である功績による価値序列。この場合の功績は集団全体に対する貢献度によって計られる。

④集団の究極目的をシンボル化した超越的存在からの価値序列。ここに位置するのが宗教的な

聖俗の差別である。

以上の四つの差別の原点は能力差別である。これは特定機能による価値序列に基づく人物選別である。これを大別すると、相対的な能力差別と絶対的な能力差別の二つになる。

相対的な能力差別は、人物の能力の比較から人物の選別を導くが、そこから命の選別にいたることはない。「生きる価値」の全面的な評価ではなく、特定の能力に応じた役割を適材適所に割り当てる。

これに対して絶対的な能力差別は、人物の能力評価を固定し、そこから「生きる価値」の全面評価にまで進み、最後は命の選別にいたる。全面評価になるのは、そこに機能の価値だけでなく、属性と業績と理念の価値も総動員されるためである。

相対的な能力差別にとどまるか、それとも絶対的な能力差別にまで進むかの違いは、集団の外部環境に依存する。社会集団が危機に直面し、成員を抱える余裕のない場合、例外的だった絶対的な能力差別が顕在化し、常態化する。その例が、深沢七郎『楢山節考』に描かれた寒村の棄老伝説であり、また日本文化の底流を流れる「水子供養」である（ラフルーア『水子』）。現代の福祉国家は、絶対的な能力差別への転化を防止するために社会保障制度を整備しているが、非常時にはそれも崩れやすくなる。

能力差別は社会集団の内部で作られる。もちろん無からではない。では、どこからか。個々人のもつ能力の区別からである。能力の「差別」と「区別」は違う。それでは、能力の区別とは何であり、そもそもどこから生じるのか。ここでは「能力」を大まかに「何かをできること」と定義して考察を進めよう。なお、「できる／できない」という捉え方の問題点にはあらためて立ち戻る。

「何かをできること」には、単純な動き（たとえばテニスのラケットの握り）から、一連の動きからなる動作（ラケットの素振り）、一連の動作からなる行為（ボールを打つこと）、一連の行為からなる活動（ゲーム）にいたるまで、種々の水準がある。

そのうち人間の活動に注目すると、次のような四つの社会システム領域を想定することができる（拙著前掲『システム倫理学的思考』第四章）。社会システム領域の土台となるのは、相互的コミュニケーションであるが、これについては七節であらためて説明する。

①生存戦略に関連する経済領域……生計や労働・産業や技術開発や流通・市場
②世代継承に関連する共助領域……介護や育児を原点とする福祉や医療や教育
③集団統合に関連する公共領域……社交・論議や統治方式や権力形態や法秩序
④理念理想に関連する文化領域……娯楽や芸術・スポーツや科学や哲学・宗教

以上のように人の能力（できること＝活動）は多水準にして多領域にわたっている。そこに社会環境による影響が加わると、能力の個人差は否応なく千差万別にならざるをえない。人の能力はもって生まれた素質・才能と環境と努力の協働の結果である。そこに能力の優劣が避け難く生じる。

要するに、能力の優劣という区別は多数の人々がいるかぎりなくならない。諸々の差別は人々の能力の区別から生じる。とはいえ、区別から自動的に差別が生じるのではない。差別は社会集団の内部で、集団の究極目的に沿った価値序列から構造的に「自然なもの」として再生産される。区別を差別に転化するのは社会集団なのである。

6　社会集団の本性

今度は社会集団そのものに視線を向けてみよう。

社会集団は自己を維持しようとする。そのため成員を守る一方で成員を切り捨てる。集団の本性が露呈するのはとりわけ非常時である。そのとき切り捨てられるのは、集団の存続に役立たない者、集団の団結を乱す者、足手まといになる者、等である。集団は平時には平均人によって運営され、強い人を嫌って弱い人を保護する。しかし非常時には平均人はほとんど役に立たず、強い人が求められ、弱い人は切り捨てられる。それが社会集団の本性であり、個々の成員にとっては運命である。*

＊「差別は根源的に社会集団の本性である」という見地は、差別の淵源をことさら近代に求める

立場とは明確に異なる。まず、「伝統社会＝共同体＝封建主義」を差別の温床として否定したのは、「近代＝市民社会＝自由主義」を標榜する近代主義者である（松田道雄前掲書）。次に、「近代＝市民社会」を批判したのが、マルクス主義者による「資本主義社会＝生産関係主義」の立場である。さらに、「近代＝資本主義社会」を合理主義・効率主義イデオロギーとして批判したのが「産業社会＝生産力主義」の立場である（鷲田清一『老いの空白』）。この三番目と関連して権力論を展開したのが、フーコーの「近代＝国家統治＝管理主義」の立場である（美馬達哉『感染症社会』第六章）。

私の考えでは、いずれの立場も社会集団の水準としては表層的であり、しかも政治と経済の領域に偏っている。他方、宗教的な伝統社会には穢れ観に基づく暴力的な差別が充満している。このように見るなら、能力差別の根源ははるかに根深く、「集団であること」それ自体に求められなければならない。「プロローグ」で言及したトリアージもここに根ざしている。

以上の見地からすれば、「理想的な社会では差別はなくなる」という見方は現実的ではない。また、「差別は本性であり運命だから絶対不動だ」ということでもない。集団は相互的コミュニケーションの集合的ネットワークであり、そのかぎり絶えず変容する。差別そのものをなくすことはできないとしても、認識と行動によって、差別の常識の力点を移すことはできる。

人は社会集団の外では生きられない。私たちがふだん、薄められた形であれ「優生思想」を払拭できないのは、集団を自明のものとみなして生きているからである。だとすれば、「安楽死＝優生思想＝ナチス」という絶対正義に寄りかかるだけでは、能力差別に根本から向き合うことにはならないし、相模原の事件を起こした青年の疑問に積極的に答えることもできないだろう。ナチスもまた民族「集団」を強調したからである。

人々の能力の「区別」は集団のなかで日常的に能力の「差別」に転化する。この日常的な転化は避けられない。そして能力の差別は切れ目なく人物の選別につながる。この転化もまた避けられない。しかし、それでも私たちは、能力区別から能力差別および人物選別にいたる転化の運動を認識することができる。さらに、能力の相対的な差別から絶対的な差別にいたる転化、つまり人物選別から命の選別にいたる転化についても認識することはできる。

もちろん、能力区別と能力差別と人物選別と命の選別のあいだで生じる、相互転化の運動を認識しただけでは、不可逆的な転化を阻止することはできない。転化の可逆的な運動を実効的に統御しながら、能力差別の常識を変容させるためには、実際に行動すること、つまり活動することが求められる。そこであらためて能力（できること）と人間の活動を捉え直してみよう。そのためには人間の「生」に視線を向けてみなければならない。

7　コミュニケーションとしての活動

「生」という言葉は多義である。この概念を整理してみると、人間の「生」を構成する三つの層を取り出すことができる。すなわち、生全体の目標に関わる「人生」（意味）の層、生を支える基盤としての「生存」（身体・生命）の層、そして「人生」と「生存」を媒介する「生活」の層である（拙著前掲『システム倫理学的思考』第七章）。

三つの層のうち要となるのは「生活」であるが、この概念もまた曖昧である。私の考えでは、生活の実質は人間の活動であり、人間の活動の本質は人同士の相互的コミュニケーションである。したがって、人間の生の中軸は相互的コミュニケーションということになる（拙著前掲『システム倫理学的思考』第三章）。

＊ここで「コミュニケーション」とは、「何かをやり取りする関係」という最広義の意味合いで捉えられている。この見方だと、物質同士もエネルギーをやり取りし、細胞同士も生体分子情報や素材やエネルギーをやり取りするかぎり、そこにコミュニケーションが成り立っていることになる。人間のコミュニケーションの特徴は意味の解釈をやり取りするところにある。したがって、受け手の側の解釈によってコミュニケーションの進行が左右される。その結果、相互的コミュニケーションの当事者の一方が曲解しても、あるいは他方が何も語らなくても、コミュニケーションは進行することになる（拙著前掲『システム倫理学的思考』序章）。

生活、すなわち相互的コミュニケーションを中軸とする三つの層の相互関係は以下のようになる。エネルギー供給による動機づけの観点では、身体が基盤としてコミュニケーションを支え、コミュニケーションの展開によって意味ある人生が充実される。逆に、意味づけによる統御の観点では、人生の意味によってコミュニケーションが方向づけられ、コミュニケーションを通じて身体が活性化される。

以上のように位置づけると、「人生＝意味」と「生存＝身体」は「生活＝コミュニケーション」とのつながりのなかで価値ある働きをすることになる。このつながりなしに身体のエネルギーも人生の意味づけも実質をもたない。人生と生活と身体は一体なのである。

そこで右のコミュニケーションの見地から、安楽死問題に関わる主要な立場の人生観および身体観に注目してみよう。そこには五つの立場がある。

①意味ある人生を実現するために身体（命）がある。ただ生きているだけでは意味がない。役に立たない命には価値はなく、取り替えることもできる。単純化すれば、これが橋田や松田道雄の立場である。

②意味ある人生を支えるための一般的な基礎が身体（命）である。生きてさえいればいつの日かきっと良いこともあるだろう。医療者の延命主義を支えているのがこの見方である。

③生きていること自体に価値がある。命（身体）は個人の相対的な意味づけを超えている。生命そのものが神聖なのである。この見方は生命主義やそれに類似した立場に共通している。

④人は理性的な人格として尊厳をもつ。身体は人格を担う主体（基体）であり、人格と身体とは不可分一体である。この見方はカントの人格主義の立場である。

⑤どのような状態の身体（命）であろうと、そこから生じる花（人生）は個性をもって輝く。

図2　コミュニケーションの位置

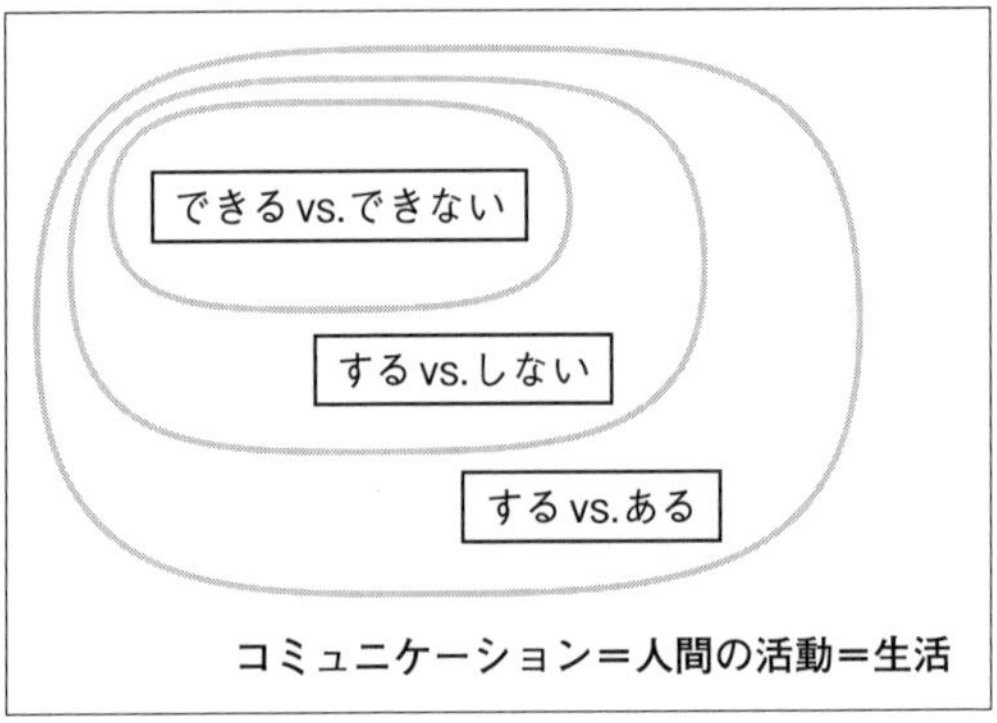

命は唯一無二であり、どの命もすべて等しく、そこに優劣の差はない。これは差別を批判して安楽死に反対する人々に多い見方である。

ここでとりあげた立場は、「人間の活動＝コミュニケーション」の見地からすると、いずれも人生と身体を媒介する人間の活動がほとんど欠落しているか、あるいは活動の捉え方そのものが貧弱である。しばしば援用される語り方を持ち出すならこう言えるだろう。「できる」ことだけでなく、「できない」こともコミュニケーションである。「する」ことだけでなく、「しない」こと（無為）もコミュニケーションである。「する」ことだけでなく、そこに「ある」こともコミュニケーションだということになる。* 以上をまとめると図2になる。

＊鷲田前掲書は哲学者の手になる老いの考察として参考になるが、「老いのかたち」に関してはコミュニケーションの見地に立つ老成学とは見解を異にする。

人の生き方は、「5　能力の差別と区別」で説明した社会の四領域に広がる水平のコミュニケーションと、生死を貫いて世代をつなぐ垂直のコミュニケーションとの絡まり合いとして捉えられる。この絡まり合いは人生の諸段階に応じて多彩に変容する。老いの段階では、老いが深まるにつれ、水平のコミュニケーションが徐々に後景に退き、垂直のコミュニケーションが前景に出てくる（拙著「〈垂直のコミュニケーション〉という希望」）。

コミュニケーションにはかならず相手がいる。相手がいればそこに役割が生じ、役目の意識がともなう。垂直のコミュニケーションでも同じことだ。たとえば、ボケてみせる。これは認知症の老人にしかできない役割である。あるいは、死んでみせる。これまた終末期の老人や患者がなしうる最後の役割である。人の生死のありのままの姿を見て若い人は「人間であること」を学ぶ。たんに生者からだけでなく、死者からも学ぶことができるのである。

8　世代をつなぐ役割

今日の老人像は、家族の世話を受ける受動タイプ（これが一昔前なら当たり前であった）から、個人の趣味を追求する能動タイプへと急速に移行している。ところが、最晩年期の老人像ともなれば、いささか誇張するなら、施設では完全受動タイプだらけ、在宅では自己放棄タイプばかりになる（拙著「〈老成学〉の構想」）。

最晩年期になると老人の多くは生きる意味を失う。このとき死に方には二つの選択肢が残される。多いのは生命維持装置に囲まれた平穏死であり、ごく少数だけが自分の意思で生を終えている。なお、機械体のなかに意識をアップロードし、サイボーグ化するという選択肢もあるが、現時点では話題にとどまる。*

＊実例としては「ピーター2・0」がある。「続報：あのロボット科学者が世界初の完全サイボーグ化手術に成功」、「カラパイア」二〇一九年十一月十八日（http://karapaia.com/archives/52284725.html）。またそれに続く日本人研究者もいる。「機械への意識アップロード？　東大准教授、不老不死への挑戦、研究の活力は〝死への恐怖〟」『ＡＥＲＡ』二〇二〇年七月二十七日号。

生きる意味は生きる目標をもって活動すること、つまりコミュニケーションから生まれる。できるかできないか、するかしないか、するかあるかにかかわらず、すべてはコミュニケーションである。生きる目標はコミュニケーションとともにあり、コミュニケーションのなかに役割がある。しかし、九十歳の老人にも目標や役割があるのだろうか。もちろん、ある。

老い抜く姿を見せる。どれだけ無様な醜態をさらけ出そうとも、老い抜く姿を同輩の仲間や若い人に見せる。自分の老いを「見せる」ことで「見られる」という視線の循環が、最晩年期を生き生きとしたものにする。生き生きとした姿はそれを見ている人に等身大の尊敬の念を生む（ＮＨＫＢＳプレミアム「老いてなお花となる」では、九十歳を超えてなお現役を貫いた俳優、織本順吉が身をもってジタバタする姿を見せていた）。こうして尊敬に値する生き方と死に方が世代を超えて受け継がれるのだ。*

＊松田道雄によれば、最期の迎え方に関して信仰の有無の差が大きい。信仰をもつ人は死に際しても揺るがない（松田前掲書、一〇四～一〇五ページ）。たとえばスーパー老人であった日野原重明や、認知症研究の第一人者である長谷川和夫は、どちらも医師であり、かつクリスチャンである。それに対して日本人の多くは、キリスト教のようなハードな信仰をもたない。彼らにとって最終的な拠り所になるのは人同士のつながりである。コミュニケーションの視点からすれば、神と人であれ、人と人であれ、いずれもコミュニケーションとしては同じである。山崎にも同様の指摘がある（山崎前掲書、第九章）。

「老人（自分）はもはや役に立たない」と考える橋田に欠けているのは、老人がみずからの姿をさらすことを通じて、人が生きて、老いて、死んでいく様を若い人に学んでもらうという視点である。これは橋田がこだわる家族の有無や範囲を超える話である。いかなる状況やどのような状態であろうと、人は生きているかぎり世代をつなぐ役割を担っている。いや、死んでからも生者とのコミュニケーションのなかで死者としての役割がある。老人に当てはまることは、知的障碍をもつ人にも当てはまる。ALSのような難病で寝たきりの人にも、末期がんの患者にも、そして生きづらさを感じて悩んでいる中高年や若者にも、等しく当てはまるだろう。

最後に、「プロローグ」や批判的考察Ⅱの冒頭で紹介した老人の訴えに立ち戻る。

「失禁や嚥下障碍が生じ、オムツを着けて寝たきりの状態になったら、生きていたくない。周囲の人や自分のことまで分からならなくなったら、生きていても仕方ない。だから死なせてほしい。できれば、そうなる前に安楽死したい」。

この訴えにいかに答えたらいいのか。私の考えはこうだ。老いを生きてみせよう。老いの深まりに応じて生きてみせよう。もちろんボケない工夫と努力は重ねる。しかし、ボケたらボケたで仕方がないではないか。今度はボケてみせよう。見事にボケてみせよう。家族がいてもいなくても、友人や知人、介護ビジネスやデジタル技術を活用しながら、なんとか在宅ホスピスで乗り切ってみせよう。* そして人生の最期、親しい人たちに見守られながら、生命維持装置を装着せず、痛みや倦怠感には鎮静剤で対処し、「生きてきてよかった」と周囲に感謝しつつ、穏やかに自分の生を終えよう。

＊「在宅ホスピス」で最期を迎えられるのは、ごく一部の恵まれた境遇の老人であり、大半の老人にとってはあまりに非現実で無理な話ではないか。これは当然の疑問である。そのためのハードルはたしかに高い。しかし、それを実現させる取り組みはすでに始まっている。実現のための条件を以下に列挙してみる。①老人にもコミュニケーションのなかで役割があるという見方（ここが本考察の焦点である）、②水平方向のコミュニケーションと垂直方向のコミュニケーションを通じた仲間づくり（この点では上野千鶴子『おひとりさまの最期』が参考になる）、③医療・看護・介護の仕組みづくり（この点では山崎前掲書が参考になる）、④地域と自宅をつなぐまちづくり（この点では山崎亮『ケアするまちのデザイン』が参考になる）、それに、⑤以上の条件を方向づけるための制度的な裏付け、である。

私が提案する死に方はいわゆる安楽死とは異なるが、非常時が日常化するアフターコロナ時代の超高齢社会にふさわしい老人の生き方ではないかと考えている。

参考文献

有馬斉『死ぬ権利はあるか』春風社、二〇一九年
安藤泰至『安楽死・尊厳死を語る前に知っておきたいこと』岩波ブックレット、No.1006、二〇一九年
ヴァイツゼッカー、ヴィクトーア・V『病いと人』木村敏訳、新曜社、二〇〇〇年
上野千鶴子『おひとりさまの最期』朝日新聞出版、二〇一五年
永六輔『大往生』岩波新書、一九九四年
エリクソン、エリク・H、エリクソン、ジョーン・M『ライフサイクル、その完結』増補版、村瀬孝雄・近藤邦夫訳、みすず書房、二〇〇一年
カンギレム、ジョルジュ『正常と病理』滝沢武久訳、法政大学出版局、一九八七。
カント、イマニエル「人倫の形而上学」『カント全集第十一巻』吉沢伝三郎・尾田幸雄訳、理想社、一九六九年
グールド、スティーヴン・J『人間の測りまちがい』鈴木善次・森脇靖子訳、河出書房新社、一九九八年
クレー、エルンスト『第三帝国と安楽死』松下正明監訳、批評社、一九九九年
月刊「創」編集部編『開けられたパンドラの箱　やまゆり園障害者殺害事件』創出版、二〇一八年
サックス、オリバー『偏頭痛百科』後藤真・石館宇夫訳、晶文社、一九九〇年
ジャカール、R&テヴォス、M『安らかな死のための宣言』菊地昌実訳、新評論、一九九三年
セン、アマルティア『不平等の再検討』池本幸生・野上裕生・佐藤仁訳、岩波書店、一九九九年

ダグラス、メアリー『汚穢と禁忌』塚本利明訳、ちくま学芸文庫、二〇〇九年
ダゴニェ、フランソワ『病気の哲学のために』金森修訳、産業図書、一九九八年
橋田壽賀子『安楽死で死なせて下さい』文春新書、二〇一七年
長谷川和夫・猪熊律子『ボクはやっと認知症のことがわかった——自らも認知症になった専門医が、日本人に伝えたい遺言』KADOKAWA、二〇一九年
ハッキング、イアン『偶然を飼いならす』石原英樹・重田園江訳、木鐸社、一九九九年
ハッケタール、ユーリウス『最後まで人間らしく』関田淳子・柳沢ゆりえ・岩切千代子訳、未来社、一九九六年
浜田晋『老いを生きる意味』岩波現代文庫、二〇〇一年
パンゲ、モーリス『自死の日本史』竹内信夫訳、筑摩書房、一九八六年
日野原重明『生きかた上手』ユーリーグ、二〇〇一年
深沢七郎『楢山節考』新潮文庫、一九六四年
ヘンディン、ハーバート『操られる死』大沼安史・小笠原信之訳、時事通信社、二〇〇〇年
ボーヴォワール、シモーヌ・ド『老い』（新装版）上下、朝吹三吉訳、人文書院、二〇一三年
保坂展人『相模原事件とヘイトクライム』岩波ブックレット、№959、二〇一六年
松田純『安楽死・尊厳死の現在』中公新書、二〇一八年
松田道雄『安楽に死にたい』岩波書店、一九九七年
美馬達哉『感染症社会——アフターコロナの生政治』人文書院、二〇二〇年
宮下洋一『安楽死を遂げるまで』小学館、二〇一七年
宮下洋一『安楽死を遂げた日本人』小学館、二〇一九年
モリス、デイヴィド・B『痛みの文化史』渡邉勉・鈴木牧彦訳、紀伊國屋書店、一九九八年
森鷗外『山椒大夫・高瀬舟』新潮文庫、二〇〇六年
森下直貴『死の選択——生きる現場から考える』窓社、一九九九年

森下直貴『健康への欲望と〈安らぎ〉——ウェルビカミングの哲学』青木書店、二〇〇三年
森下直貴「〈老成学〉の構想——老人世代の「社会的再関与」によるコミュニティ再生への展望」『浜松医科大学紀要（一般教育）』第三〇号、一〜四三ページ、二〇一六年
森下直貴「〈垂直のコミュニケーション〉という希望——最晩年期における「老いの中の死」の意味」、東洋英和女学院大学死生学研究所編『死生学年報2017』八三〜一〇二ページ、二〇一七年
森下直貴『システム倫理学的思考』幻冬舎メディアコンサルティング、二〇二〇年
柳原和子『がん患者学』Ⅰ〜Ⅲ、中公文庫、二〇〇四年
山崎章郎『「在宅ホスピス」という仕組み』新潮選書、二〇一八年
山崎亮『ケアするまちのデザイン——対話で探る超長寿時代のまちづくり』医学書院、二〇一九年
ヨナス、ハンス『責任という原理』加藤尚武監訳、東信堂、二〇〇〇年
ラフルーア、ウィリアム・R『水子——〈中絶〉をめぐる日本文化の底流』森下直貴他訳、青木書店、二〇〇六年
鷲田清一『老いの空白』岩波現代文庫、二〇一五年

『文藝春秋』「安楽死は是か否か」アンケート、二〇一七年三月号

『アメリカンヘリテージ辞典』
『オックスフォード英語辞典』
『クライン総合英語語源辞典』
『ブロックハウス百科事典』

NHKBSプレミアム「〝いのち〟の優劣ナチス 知られざる科学者」『フランケンシュタインの誘惑——科学史

闇の事件簿』二〇一七年一月二十六日放映
NHKBSプレミアム「老いてなお花となる 第二章――俳優・織本順吉92歳」二〇一九年三月三日放映

エピローグ　クラクフ／アウシュビッツ訪問記

森下直貴

二〇一九年十月の初め、ポーランド南部のクラクフで国際学会（International Society for Clinical Bioethics）が開かれた。当地での開催は日本人会員からの強い希望で実現した。なぜクラクフか。アウシュビッツの玄関口だからだ。折角の機会である。私は講演テーマに安楽死問題を選んだ（Paradigm Shift from "how to die" to "how to live": The concept of the Euthanasia problem in the elderly）。そして下手な英語で本書の旧版を紹介した。

クラクフは長らくポーランド王国の首都だった。ポーランド南部の交通の要衝であり、ドイツと東欧をつなぐ位置にある。また、ポーランドを縦断するヴィスワ川によって、中部のワルシャワからバルト海のグダンスクにまでつながっている。中央広場は中世ヨーロッパで最大規模を誇っていた。近郊にはゲーテも訪れたという有名なヴィエリチカ岩塩坑があり、石炭などの鉱物資

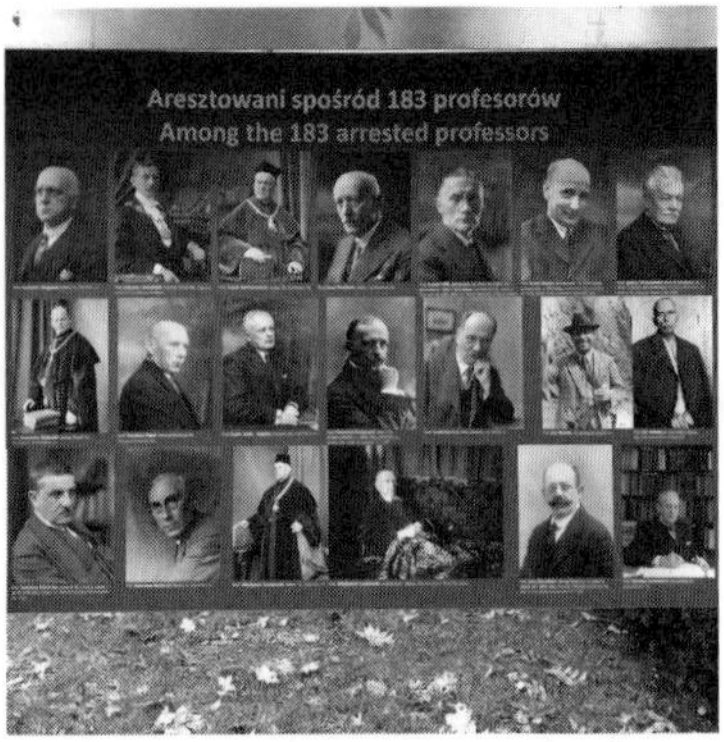

ヤギェウォ大学の中庭にあったパネル。ナチスによってアウシュビッツ収容所に送られた教授たち

源にも恵まれている。

当地には戦前まで多くの「ユダヤ人」が住んでいた。彼らがヴィスワ川の中州に住み始めたのは中世に遡る。川沿いのカジミェシュ地区には現在もシナゴーグやユダヤ料理店が点在する。そこから橋を渡った対岸がポドゥグージェ地区だ。そこにユダヤ人ゲットーがあった。おそらく一キロ四方にも満たない空間に約一万五〇〇〇人のユダヤ人が押し込められた。

ゲットーの外の寂しい場所にシンドラーの工場があった。そこにゲットーからユダヤ人が通っていた。ゲットーは後に解体され、ユダヤ人の一部は強制収容所に移送され、老人ら残りの一部は殺害された。取り残された低層の建物と崩れかけた塀だけが当時を偲ばせる。昼間歩いた場所を確認しようと思い、ホテルに戻って「シンドラーのリスト」（スティーヴン・スピルバーグ監督、一九九三年）をユーチューブで拾い見した。実際のロケ地は対岸のカジミェシュ地区だったらしいが、それでも臨場感が強すぎて正視に耐えなかった。

市の中心部にポーランド最古のヤギェウォ大学がある。卒業生にはコペルニクスや文化人類学者のマリノフスキーがいた。大学構内を散策中、建物の中庭に迷い込んだ。そこでふと見かけたプレートに目が釘付けになった。大学教授会の最中に物理学者、経済学者、工学者、神学者など一八三名の教授がナチスによって連行され、アウシュビッツに送られたと記されていた。

当時のポーランドではユダヤ系の医師や、弁護士、大学教授の割合が高かった。大学は反ナチ運動の拠点だった。二十世紀のポーランドはナチズムだけでなく、ボルシェヴィズムによっても翻弄された。ドイツ人とユダヤ人とポーランド人の関係は人種問題に政治イデオロギーが絡んで複雑である。多くのポーランド人もまた政治の犠牲になった。カトリック教会の修道士の話では、歴史の見直しの動きはようやく一九九〇年代から始まる。

そしてアウシュビッツ。これまでその名をいくど耳にしてきたことだろう。クラコフの西に位置する強制収容所のドイツ語名だ。ポーランド語名をオシフィエンチム（市）という。そこが手狭になったため近傍に第二強制収容所が設けられた。ドイツ語名ビルケナウ、ポーランド語名はブジェジンカ（村）である。

一九四〇年から建設され、一九四三年には二つの収容所を合わせて約一四万人が収容されていた。ユダヤ人のほかに、大学教授たち政治犯、ソ連兵捕虜、同性愛者、障碍者、エホバの証人、シンティ・ロマ（ジプシー）等がポーランド国内はもとより、遠くドイツ本国や東欧から貨車に詰め込まれ、移送されてきた。

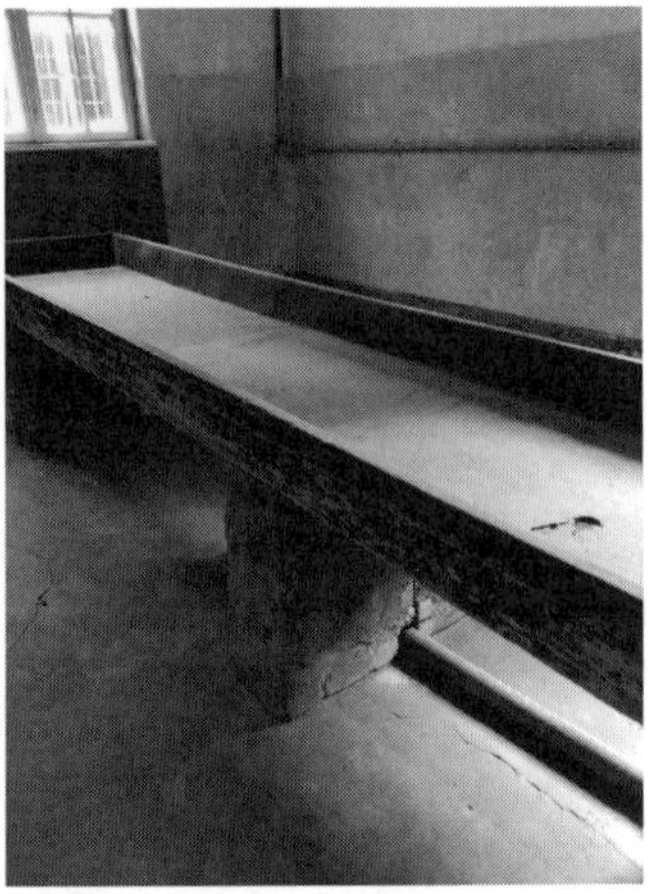

アウシュビッツ収容所のドレイン付き手術台

なお、アウシュビッツには大工場群に併設された第三収容所（モノヴィッツ）もあった。今は破壊されて跡形もないが、ナチス・ドイツの野望はロシアを含む東方の支配にあり、大工場の稼働はそれを支える原動力だった。

十月五日、アウシュビッツは冷たい雨が降っていた。見学者を乗せたバスが続々と駐車場に入る。入館待ちの行列では冗談を飛ばしていたツーリストのお気楽さは、ひとたび施設内に入ると重苦しい沈黙に変わる。

陰鬱な空の下、傘を差しながら水溜りを避け、ぬかるみのなかを歩く。第一収容所のゲートに掲げられた悪名高いフレーズ“ARBEIT MACHT FREI（働けば自由になる）”が見えた。ここは強制労働のための収容所である。トレブリンカのような抹殺処理するだけの絶滅収容所ではない。しかし、移送されてきた人々は入り口で選別され、労働に役立たない者はガス室に送られた。だから「働けないなら死」なのだ。

煉瓦造りの建物群が整然と並ぶ。内部に入ると、寒々とした部屋の奥に、三段の棚ベッドにボロボロの薄い毛布、洗面室やトイレが見える。二階に上がると、うずたかく積まれた靴、メガネフレーム、鞄、入れ歯、髪の毛がこれでもかと言わんばかりに展示されている。ソ連兵のいた監獄もある。一一号棟の奥庭の壁の前に献花があった。後ろ向きに跪《ひざまず》いた人々が銃殺された場所だ。

一〇号棟では人体実験が行われた。内部は当時のまま保存されている。ギシギシ鳴る板張りの階段をそっと上がると、そこは実験対象者が待機する薄暗い大部屋だった。一階の診察室に続いて手術室を覗く。ドレイン付きの手術台が目に飛び込んできた。大人ふたりが前後に横たわれるくらい長大だ。一九四三年、ここにやって来たメンゲレ医師は毎日、採取した血液をベルリンの研究所のフェアシュアー所長の許に届けていた。「ユダヤ人」の生物学的特徴をつかむためである。その手術台が目の前にある。

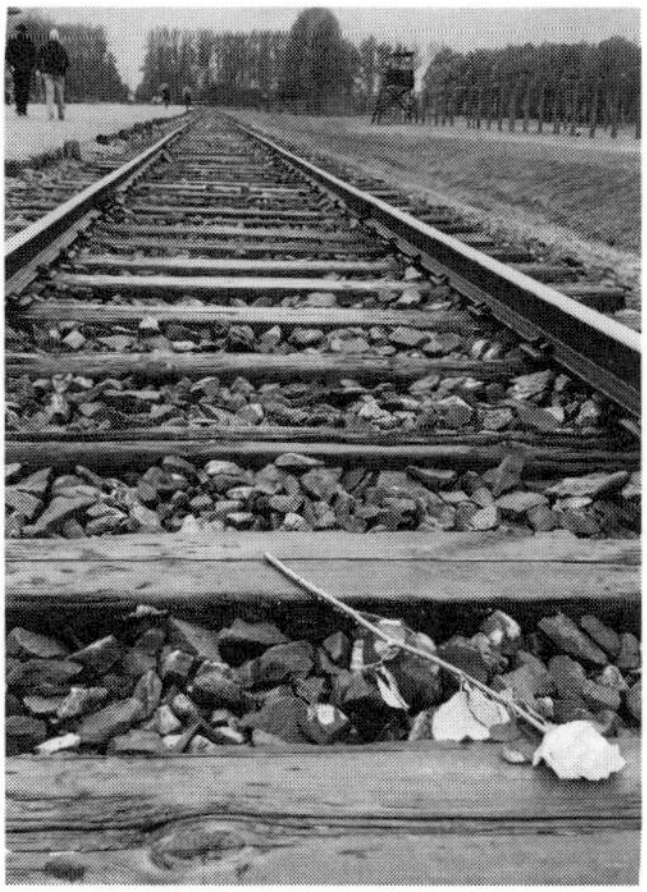

鉄道の引き込み線の枕木の上に
白バラが置かれていた

第二強制収容所は広大な敷地をもつ。東京ドーム約三七個分ほどだという。鉄道の引き込み線の向こうに入り口の塔が見える。貨車で運ばれて来た人々はそこで降ろされ、役に立たない者はガス室に送られた。一本の白バラが枕木の上にそっと置かれている。当時の施設内にはバラックが延々と立ち並んでいた。現存する建物の内部を見ながら想像する。壁からは隙間風が吹き込み、三段の棚ベッドの下には排泄物が垂れ流される。これはまるで家畜小屋、いや、それ以下だ。こんな極寒と栄養失調のなかで生き残った人々がいたとは、ほとんど奇跡に思える。

歩き回って身体も疲れたが、それ以上に心が疲れた。気がどんどん滅入ってくる。帰路、「安楽死」と「アウシュビッツ」の二つの文字が頭のなかでぐるぐる回っていた。

アウシュビッツには行かないという人がいる。見たくないし、見なくてもおおよそ分かるそうだ。逆に、アウシュビッツにはぜひ行くべきだ。行かないと分からないという人もいる。しかし、「分かる」とはどういうことか。そして「何」が分かるのか。

安楽死とは元来、良い死に方を意味する。この意味なら安楽死はアウシュビッツやT4作戦とは結びつかない。しかし、医療のなかに位置づけられた他者殺害としての安楽死なら、アウシュビッツとつながる。「社会集団にとって役に立たない者の生きる場所はない」という意味で。

問題の根源は「役に立つ」「役に立たない」ということの意味だ。それを問い返し、別の見方を対置できないかぎり、アウシュビッツに行ったことに大した意味はない。私に分かったのはそのことである。

あとがき

本書の前身（つまり旧版）は、今から二〇年前、窓社の西山俊一さんとの出会いから生まれた。古びたコピーの束を差し出され、西山さんは私にこう問いかけてきた。それはまさに「鬼気迫る」ものだった。旧版「あとがき」から引用する（一八一ページ）。『解禁』は、

ナチスの安楽死政策に対する重大な役割だけでなく、安楽死問題そのものに関しても今日的な意義を有しているはずである。それなのに、断片的な引用や二番煎じの紹介をとおして悪評だけがついて回り、全容がつまびらかにされることなく葬り去られてきた。禁断の書として封印することで、今日、ナチズムと安楽死思想を易々と乗り越えられたかのごとき幻想が蔓延している。しかし、正面から立ち向かい、とり巻くタブーや立ちこめる霧を打ち払ってこそ、現実・政治・歴史と切り結ぶ学問本来の責任が果たせるのではないか。我々が自分自身の問題と

して受けとめて対決するために、ぜひともこのテクストを出版しなければならない（後略）。

その西山さんは数年前に病没された。生前は常々、旧版が自分にとっていかに大事なものかを周囲に話されていたらしい。窓社も事実上消えたと聞いたとき、出会いの場面が突如よみがえった。西山さんの思いはどれだけ実現されたのだろうか。何だか申し訳ない気持ちになった。

ここ数年、『解禁』に関連する事件や論争が続いている。そして今年はトリアージである。ウイルスと共生する超高齢社会では「命の選別」が日常化することだろう。今こそ『解禁』との対決が求められているが、すでに絶版である。それなら新版を出すしかない。共編者の佐野さんと話し合った。新版では「老人の安楽死」について明確な方向を打ち出したい。訳文をさらに読みやすくしよう。その後の研究成果も加える必要がある……。

「役に立たない」という捉え方を日々生み出しているのは、能力差別という根深い常識である。常識を変えるのは行動であり、行動は相手のあるコミュニケーションである。そしてコミュニケーションには何らかの役割がともなう。批判的考察Ⅱの二〇八ページで書いたように、ここでコミュニケーションは最広義で捉えられている。その場合、コミュニケーションの当事者の一方が曲解しても、あるいは他方が何も語らなくても、コミュニケーションは進行することになる。

こう考えるならば、絶対的に役に立たない人などいない。どんな状態であっても生きているかぎり、人はコミュニケーションのなかで役割をもっている。老いの深まりのなかでも同じことだ。

とりわけ老人には若い世代に人生をありのまま見せるという、世代をつなぐ役割がある。

ここでシェイクスピアの有名な科白が浮んでくる。『お気に召すまま』の第二幕第七場では、「この世は舞台」「男も女もみな役者」「人生は七幕の出し物」とある。ここまではいい。それを受けて第一幕は「赤ん坊」、次は「泣き虫学童」、その後は「恋する若者」「軍人」「判事」と続き、ようやく第六幕に「老いぼれジジイ」が登場する。そして終幕は「第二の子ども、ものを忘れ、人からも忘れられ、歯はなし、目はなし、味はなし、何もなし」。

シェイクスピアが描く無残な老人像は人生五〇年時代の常識だ。しかし、今や人生一〇〇年時代、誰にも昼がやってくるように、老いがやってくる。死もやってくる。だとすれば、役者として人生を楽しみ、心にゆとりを持ちながら、最期まで生き抜き、老い抜きたいものである。

なお、医学用語に関しては、神経内科医の美馬達哉さんと中塚晶博さんから貴重な助言をいただき、お二人のおかげで辛うじて誤訳を避けることができた。

新版を中央公論新社から出すことができたのは、旧知の松田純さんのご紹介による。編集を担当された吉田さんに西山さんの魂が受け継がれたことが何より嬉しい。あとは本書が多くの人々に息長く読み継がれることを願うばかりである。

編著者を代表して　森下直貴

森下直貴　浜松医科大学名誉教授

1953年生まれ。システム倫理学と老成学を提唱する哲学者。東京大学文学部卒、同大学院人文科学研究科（博士課程）単位取得退学。京都府立医科大学客員教授。著書に『死の選択』（窓社、1999年）、『臓器交換社会』（共訳、青木書店、1999年）、『健康への欲望と〈安らぎ〉』（青木書店、2003年）、『水子』（共訳、青木書店、2006年）、『生命倫理学の基本構図』（共編著、丸善出版、2012年）、『生命と科学技術の倫理学』（編著、丸善出版、2016年）、『システム倫理学的思考』（幻冬舎メディアコンサルティング、2020年）、『21世紀の「老い」の思想』（知泉書館、2022年）など。

佐野　誠　奈良教育大学名誉教授

1954年生まれ。京都大学大学院法学研究科博士課程単位取得退学。博士（法学）。西洋法史・人権論。浜松医科大学助教授、奈良教育大学教授を歴任。著書に『ヴェーバーとナチズムの間』（名古屋大学出版会、1993年）、『近代啓蒙批判とナチズムの病理』（創文社、2003年）、『ヴェーバーとリベラリズム』（勁草書房、2007年）、編訳書に古賀敬太・佐野誠編『カール・シュミット時事論文集』（2000年）、シャンタル・ムフ編『カール・シュミットの挑戦』（2006年）、ヴォルフガング・シュルフター『マックス・ヴェーバーの研究戦略』（2009年）（いずれも共訳、風行社）など。

新版「生《い》きるに値《あたい》しない命《いのち》」とは誰《だれ》のことか
――ナチス安楽死《あんらくし》思想《しそう》の原典《げんてん》からの考察《こうさつ》

〈中公選書 111〉

編著者　森下《もりした》直貴《なおき》　佐野《さの》誠《まこと》

2020年 9 月10日　初版発行
2023年 8 月25日　3 版発行

発行者　安 部 順 一

発行所　中央公論新社
〒100-8152　東京都千代田区大手町 1-7-1
電話　03-5299-1730（販売）
03-5299-1740（編集）
URL https://www.chuko.co.jp/

ＤＴＰ　今井明子
印刷・製本　大日本印刷

Published by CHUOKORON-SHINSHA, INC.
Printed in Japan　ISBN978-4-12-110111-2 C1312
定価はカバーに表示してあります。

中公選書　新装刊

101
ポストモダンの「近代」
――米中「新冷戦」を読み解く
田中明彦著
権力移行は平和的に進むのか。気候変動、貧困問題に世界は対応できるのか。「新しい中世」の提唱から二〇年余、最新の知見と深い洞察が導く国際政治の現在と未来像を提示する。

102
建国神話の社会史
――史実と虚偽の境界
古川隆久著
天照大神の孫が地上に降りて日本を統治し始めた――。『古事記』『日本書紀』の記述が「歴史的事実」とされた時、普通の人々は科学や民主主義との矛盾をどう乗り越えようとしたのか。

103
新版　戦時下の経済学者
――経済学と総力戦
牧野邦昭著
二つの世界大戦という総力戦の時代、経済学者たちの主張や行動はどのような役割を果たし、戦後体制へどんな影響を与えたか。第32回石橋湛山賞受賞作に最新の研究成果を加筆。

104
天皇退位　何が論じられたのか
――おことばから大嘗祭まで
御厨　貴編著
二〇一六年七月のNHKスクープと翌月の天皇ビデオメッセージから三年。平成の天皇は退位し、上皇となった。この間に何が論じられたのか。残された課題は皇位継承だけではない。

中公選書　新装刊

105
〈嘘〉の政治史
——生真面目な社会の不真面目な政治
五百旗頭　薫著
政治に嘘がつきものなのはなぜか。絶対の権力というものがあるとすれば、嘘はいらない。世界中に嘘が横行する今、近現代日本の経験は嘘を減らし、嘘を生き延びるための教訓となる。

106
神道の中世
——伊勢神宮・吉田神道・中世日本紀
伊藤　聡著
神道は神仏習合や密教、禅や老荘思想など、さまざまな信仰や文化を取り込んで自らを形作ってきた。豊穣な中世文化を担った、知られざる神道の姿を最新の研究から描き出す。

107
平成の経済政策はどう決められたか
——アベノミクスの源流をさぐる
土居丈朗著
21世紀最初の二〇年間の日本の経済政策は、財政健全化とデフレ脱却を追求し続けてきたといえる。経済政策の立案に加わった五人の経済学者との対談を通じて今後の課題をあぶり出す。

108
漢字の構造
——古代中国の社会と文化
落合淳思著
漢字の成り立ちと字形の変化の歴史には、古代中国の生活や風習、祭祀儀礼や社会制度などが反映されている。社会と文化の記憶を解き明かす、新しい方法論に基づいた字源研究の成果。

中公選書　新装刊

109
クレメント・アトリー
――チャーチルを破った男
河合秀和著

第二次大戦の勝利の立役者であるチャーチルを抑え、総選挙で圧勝したのはアトリー率いる労働党だった。現在の英国社会の基礎を築くと同時に、帝国を解体したアトリーの本格的評伝。

110
日本近代小説史　新装版
安藤　宏著

文明開化期から村上春樹まで、日本の近代小説をトータルな視点で案内する。最新研究に基づく入門書の決定版。写真図版も多数収録。改版にあたり、「「近代日本文学」の成立」を付した。

112
非国民な女たち
――戦時下のパーマとモンペ
飯田未希著

「石を投げられてもパーマをかけたい」。戦時期に非難の的となりながらパーマが大流行したのはなぜか。統制と流行と近代化の狭間で大きな社会問題となった女性たちの「お洒落」とは。

113
後藤新平の台湾
――人類もまた生物の一つなり
渡辺利夫著

後藤の素質と思想が最大に活かされ、力量が発揮されたのは四十代の台湾総督府民政長官時代であった。「アヘンの島」を植民地経営の成功例としたものは何か。開発経済学の泰斗が描く。